JN204191

痛み専門医が考案

見るだけで痛みがとれるすごい写真

痛み専門医・医学博士
河合隆志 著
TAKASHI KAWAI

アスコム

世界最先端の痛みの治療法が、
これまでにない大きな成果を挙げはじめています。

腰痛、肩こり、ヒザ痛、関節痛、
五十肩、首の痛み、手首の痛み、背中の痛み、頭痛、などなど。

「なんとかして痛みをとりたい！」

ストレッチやマッサージを試しても、
病院に行っても、クスリを飲んでも、
なぜかぶり返す、しつこい痛み。

「このまま一生、痛みに苦しむのだろうか……」

精神的にもつらい毎日が続いてしまいます。

そんなあなたに、最先端の治療法を紹介したいと思います。

その治療は、

「痛みは、脳が作り出している」

という考えを基盤に行われます。

こんなことを言うと、

「何を寝ぼけたこと言ってるんだ。私は肩こりがつらいんだぞ！」

「腰痛の原因が脳？　どう考えても信じられません」

「炎症を起こしているから痛む、とお医者さんは言っています」

「実感として、脳が原因だなんて思えない。

だってこんなにジンジン痛いんだもの」

そんな声が聞こえてきそうです。
実際、慢性痛《まんせいつう》に長く苦しまれている方が、
「その痛みの原因は脳」
と言われても、
ピンとこないどころか、怒りさえ覚えるかもしれません。

冗談言ってんじゃないよ、と。

でも「痛みの原因が脳」であることは、
医学的エビデンスに基づいた、
まぎれもない真実なのです。

まずは、次ページの画像をご覧ください。

これは、みなさんと同じように慢性的な痛みに苦しんでいる方と健康な方、それぞれの安静時の脳活動を比較したものです（アメリカ　ノースウェスタン大学の研究）。

慢性腰痛の人の脳

頭のてっぺんから見て輪切りにした画像。安静時の脳活動を検査。

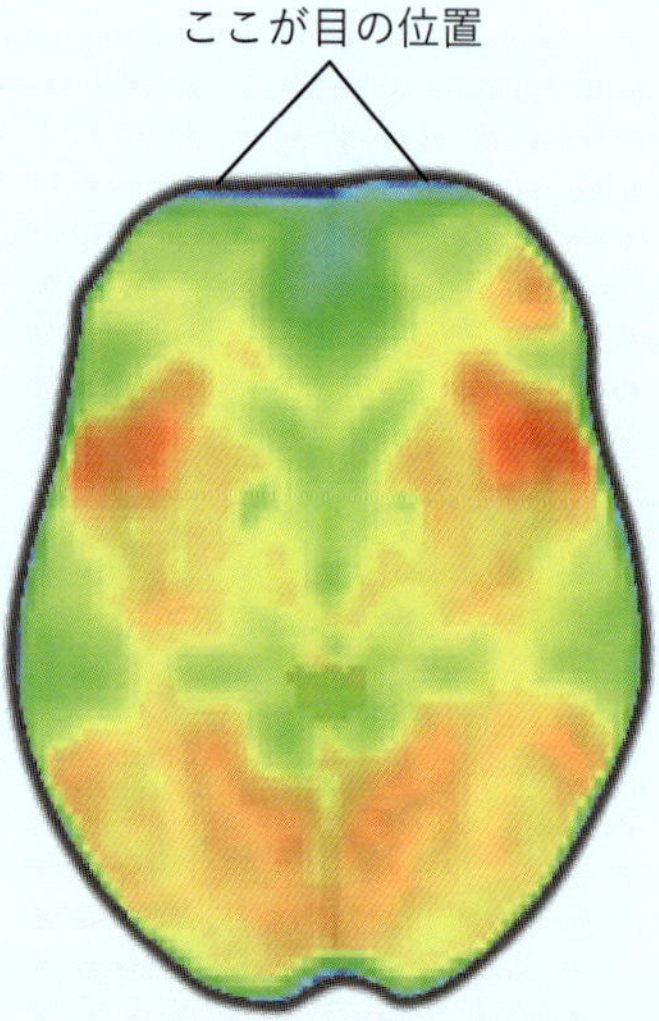

健康な人に比べて緑や黄色が多い。血流量が少ない。

（出典）
Baliki MN, Mansour R, Baria AT, Apkarian AV: Functional reorganization of the default mode network across chronic pain conditions. PLoS ONE 2014; 9(9): 1-13.

オレンジや赤色になっているのは、脳が活性化し、血流量が増えている部位を示しています。

慢性的な痛みによって、脳活動そのものに違いがあることがおわかりいただけると思います。

健康な人の脳

同じく安静時の脳活動を検査。

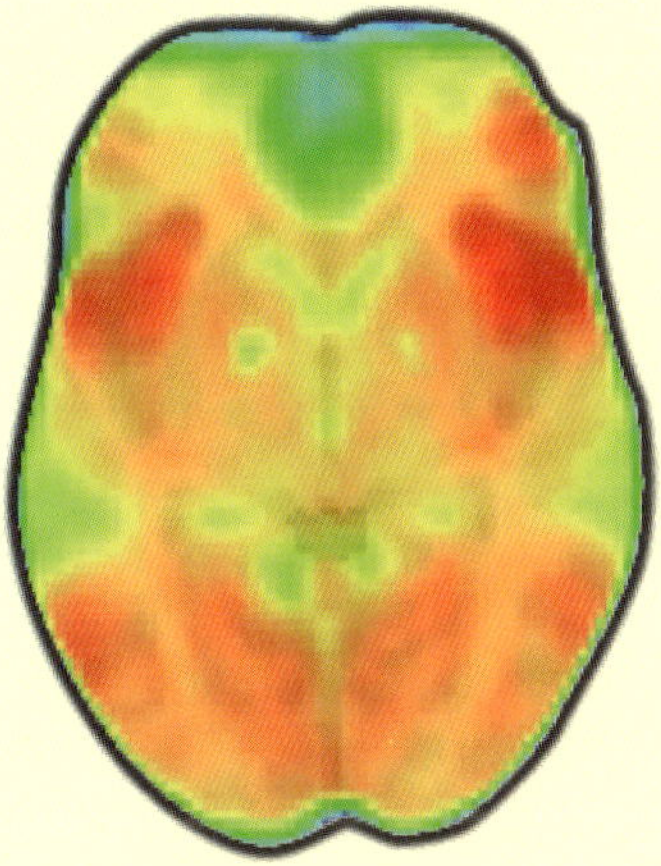

オレンジ・赤色は脳が活性化している部位。血流量が多い。

つぎは、慢性的な痛みに苦しんでいる方と健康な方、それぞれに痛みの刺激を与えたときに、健康な方だけで活性化した脳部位です（同大学の研究）。

健康な方だけ「ある部位」が活性化し、慢性痛の方は活性化しませんでした。

この「ある部位」はなんと、「痛みをやわらげる働き」をしていることが、昨今の研究で判明しました。

つまり、この部位の働きが強まることで、結果として痛みがやわらいでいくのです。

「ある部位」を、側坐核《そくざかく》といいます。

痛みの刺激を与えたとき
健康な人だけ脳の一部が活性化した！

おでこに平行に輪切りにした画像。

側坐核（オレンジの部分）の働きが強まり、
痛みをやわらげることが判明！

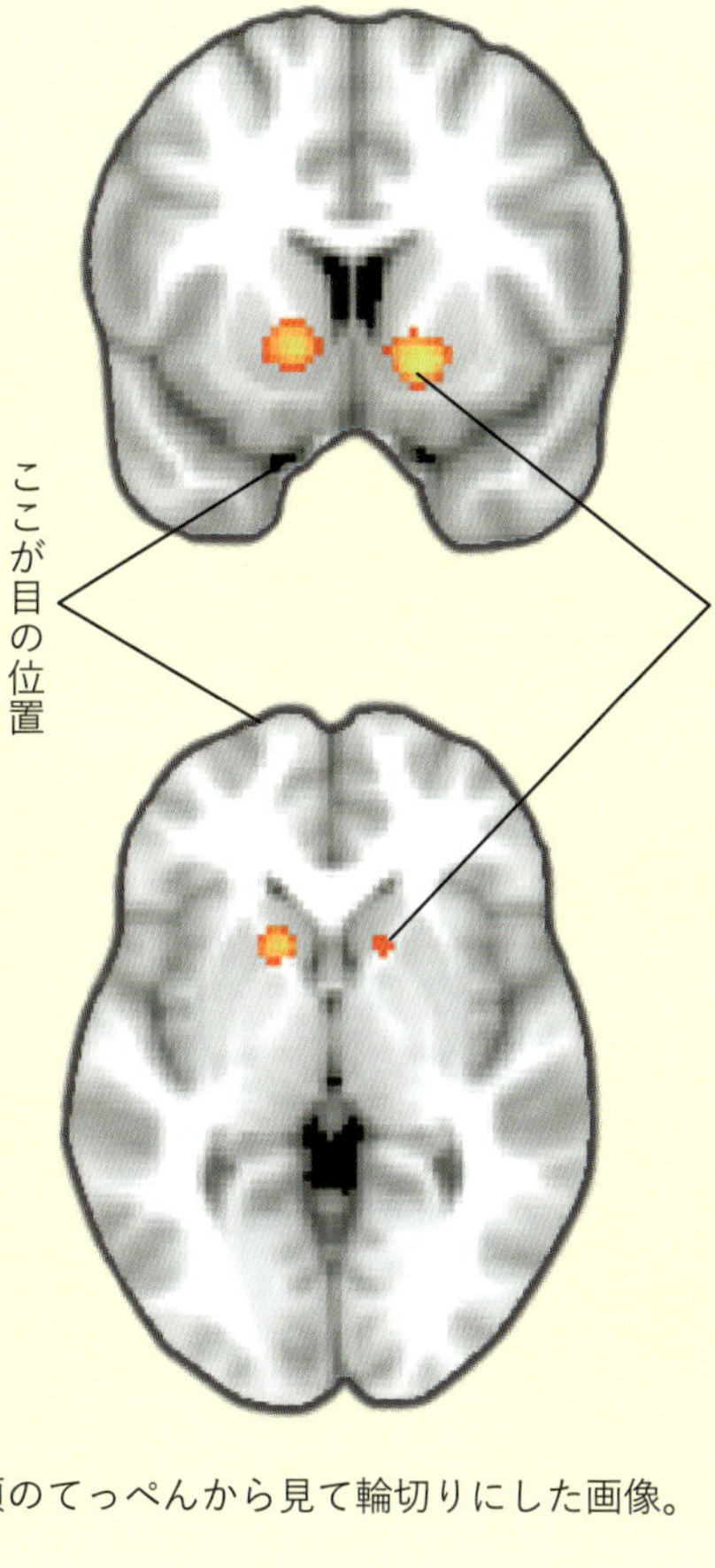

頭のてっぺんから見て輪切りにした画像。

慢性痛の人は側坐核の働きが弱いため、痛い

（出典）
Baliki MN, Geha PY, Fields HL, Apkarian AV:
Predicting value of pain and analgesia: nucleus accumbens response to noxious stimuli changes in the presence of chronic pain. Neuron 2010; 66(1): 149160.

痛みが発生するメカニズムを簡単に解説しましょう。
人が「痛い！」と感じるのは、患部から脳に「痛い！」という信号が送られてくるからです。この信号を最終的にキャッチするのが、脳の扁桃体《へんとうたい》という部位です。この扁桃体がクセモノなのです。

扁桃体はいちど「痛い！」と感じると、痛みにビクビクしてしまって、患部が完治しても「痛い！」と勘違いしてしまうクセがあるのです。

ストレスや不安を抱えている人ほど、扁桃体がビクビクする傾向にあります。
患部は治っているのに、脳が痛いと感じつづけてしまう。
これが長引くしつこい痛みの真相だったのです。

痛みは最終的に扁桃体で感じます

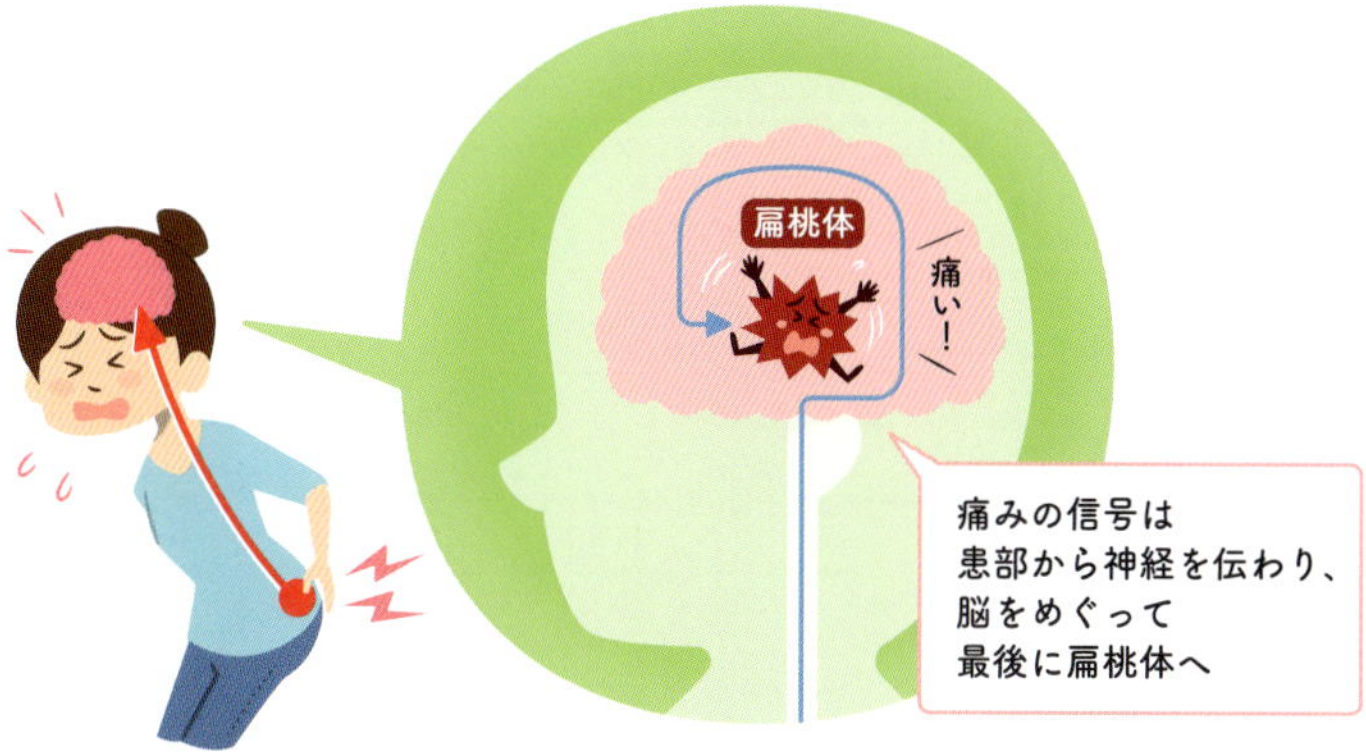

患部が治っても　不安やストレスがあると…

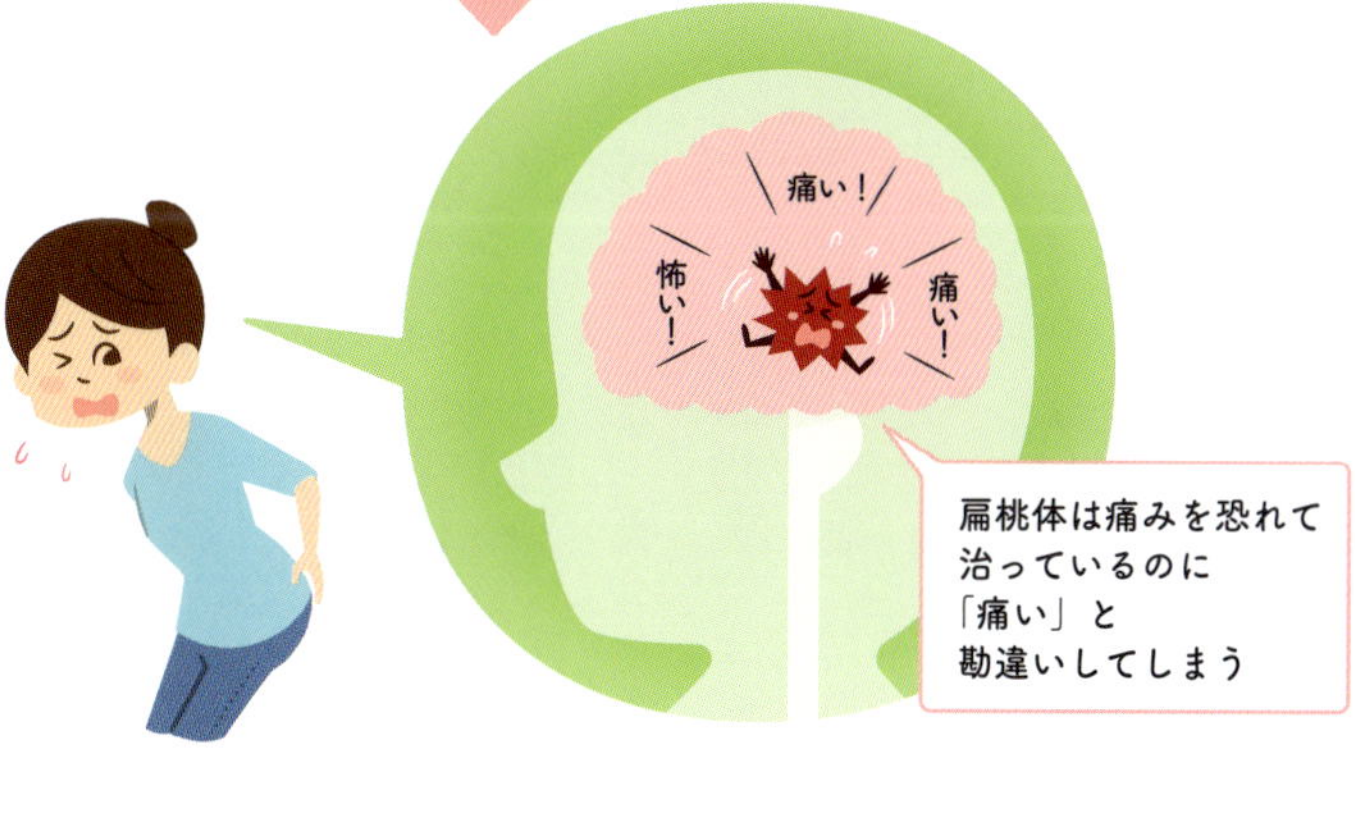

ビクビクしている扁桃体を元の状態に戻す働きをするのが、先ほど登場した側坐核です。

「ドーパミン」という物質が増えると、この側坐核の働きが活発になります。ドーパミンという名前には、聞き覚えのある方も多いのではないでしょうか。楽しいことやうれしいことをしたとき、目標を達成したとき、笑ったとき、趣味を楽しんでいるとき、また運動したとき、などに放出される物質です。

ドーパミンの量が増えると、ビクビクしていた扁桃体が元の状態に戻ります。

すると、扁桃体は、「あれ？　もう痛くないじゃん！」と気づくわけです。

こうして、長引くしつこい痛みが消えていくのです。

好きなことをすると側坐核の働きが活発になります

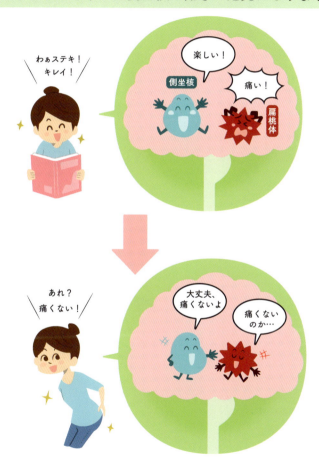

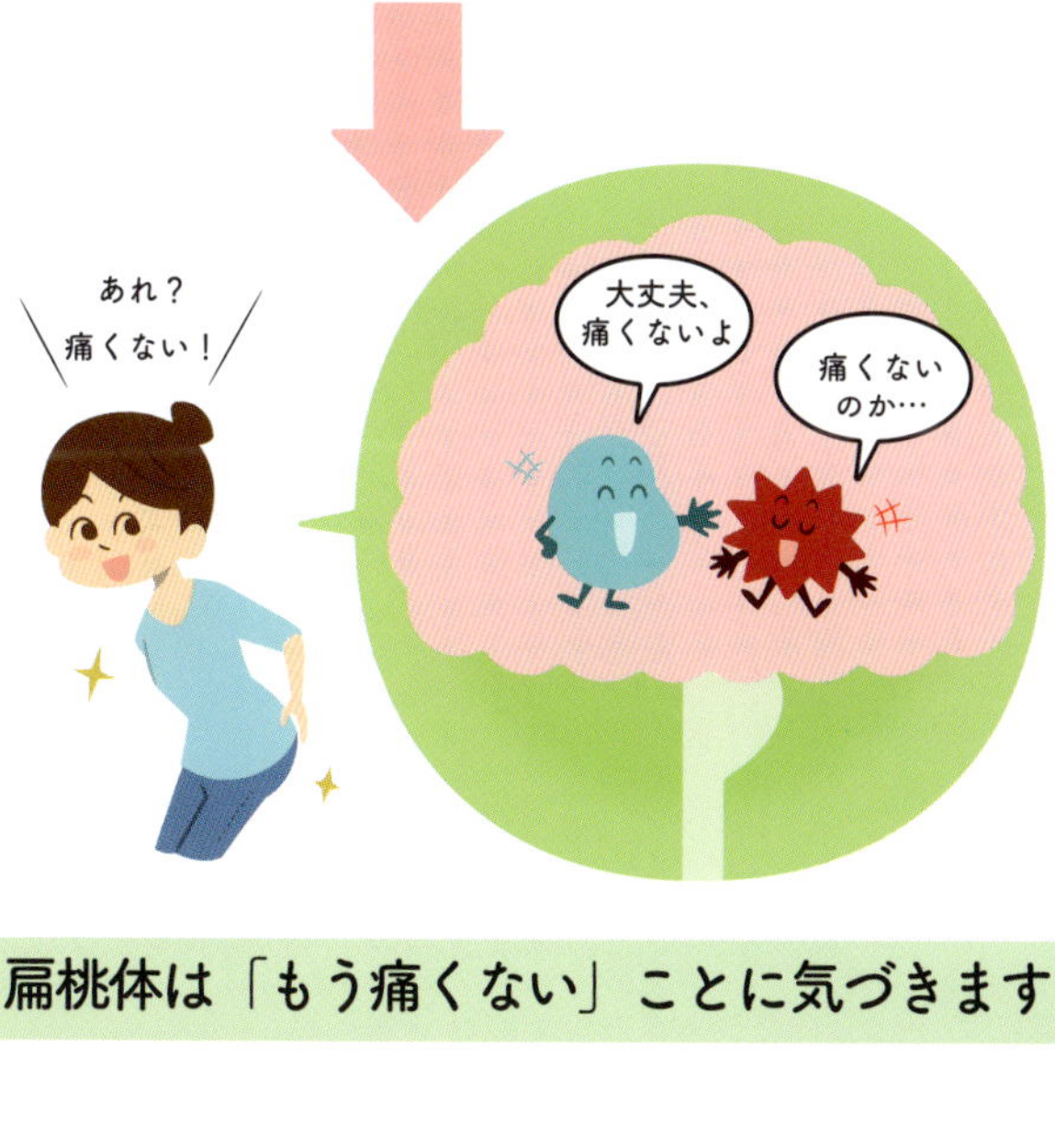

扁桃体は「もう痛くない」ことに気づきます

私は、誰もが簡単に痛みがとれる方法を開発しました。

それが本書に掲載する「痛みをとる写真」と

「痛みをとる格言」です。

痛みを加えた際に、「ある写真」を見ると、痛みがとれることがわかっています。

次ページは、「ある写真」を見て、痛みがとれているときの脳の画像です（アメリカ　スタンフォード大学の研究）。

「好きな人の写真」を見ただけで痛みがとれることがわかった！

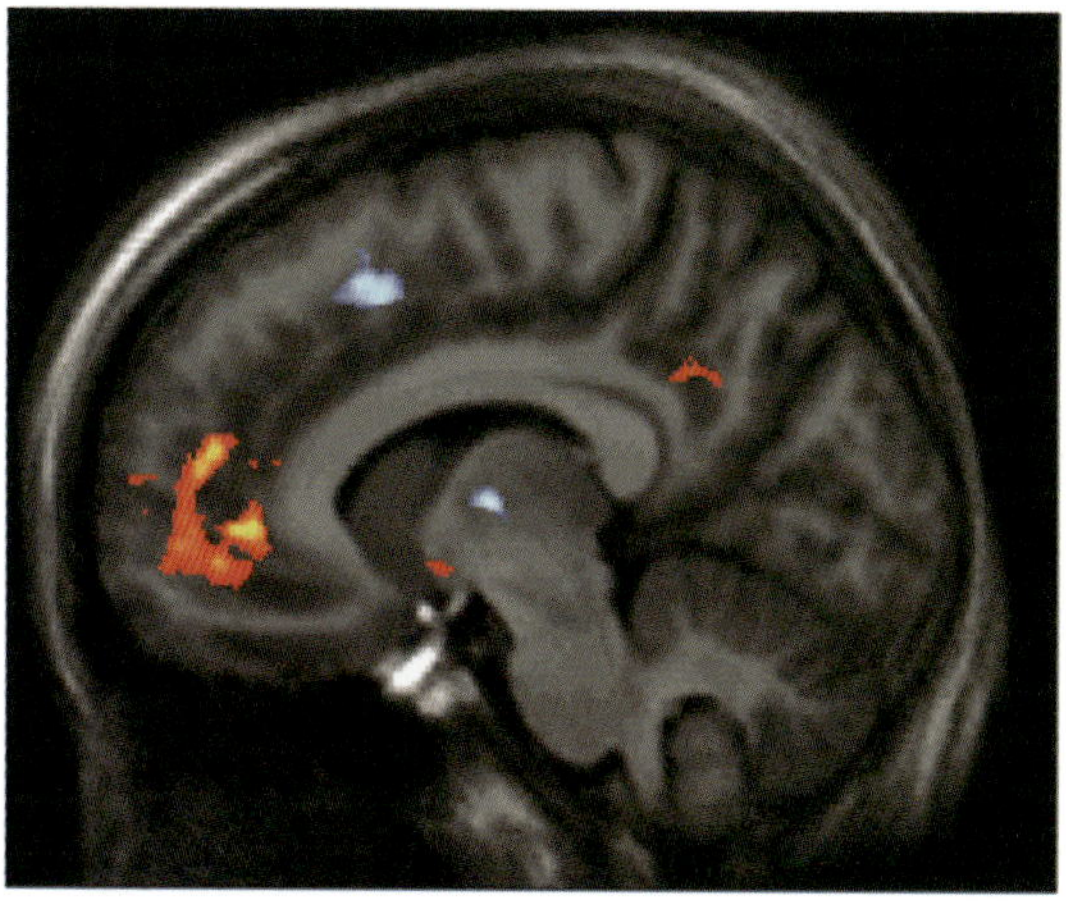

※赤い部分が扁桃体。扁桃体が正常になり、痛みを感じなくなっている。

赤くなっているのは、先ほどお話した「扁桃体《へんとうたい》」をはじめとする、痛みや感情に関連する領域です。

ちなみに、ここで見たのは、「好きな人の写真」です。

側坐核《そくざかく》が扁桃体を癒した一つの例、と言ってもいいでしょう。

そこで本書の写真については、ドーパミンがたくさん放出されるものと、セロトニンがたくさん放出されるものを厳選しました。セロトニンも、痛みをやわらげてくれる脳内物質です。

いくつかの写真については、ゲーム感覚で、楽しく、達成感を持てる工夫をしています。

「見るだけで」側坐核の働きが活性化するのです。

「痛みをとる格言」については、
「痛みに関する勘違い」を正す内容を掲載しています。

先ほどもお伝えしたように、慢性的な痛みは「扁桃体のビクビク」によって引き起こされます。
扁桃体のビクビクを正すには、「痛み」についての勘違いを正さなければなりません。
「痛いわけがないんだよ」と脳に教えてあげればいいのです。

「読むだけで」痛みがやわらいでいくメソッドでもあります。

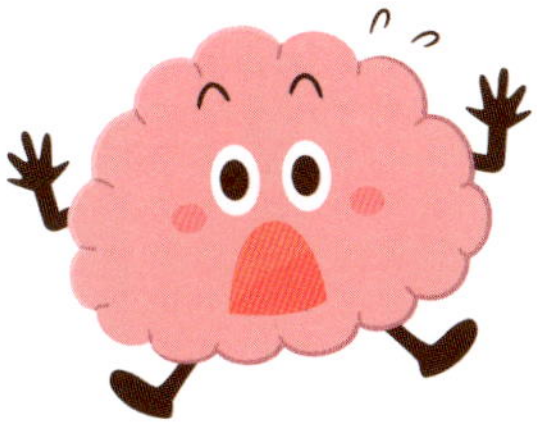

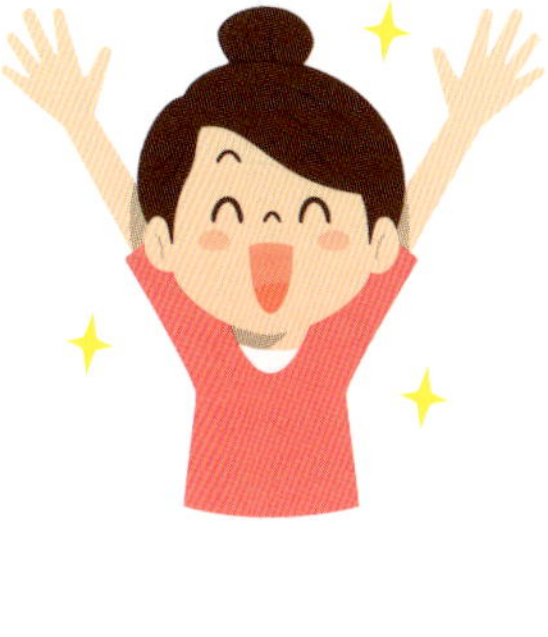

この本を活用するポイントは3つ！

❶「痛みをとる写真」を楽しみながら見る

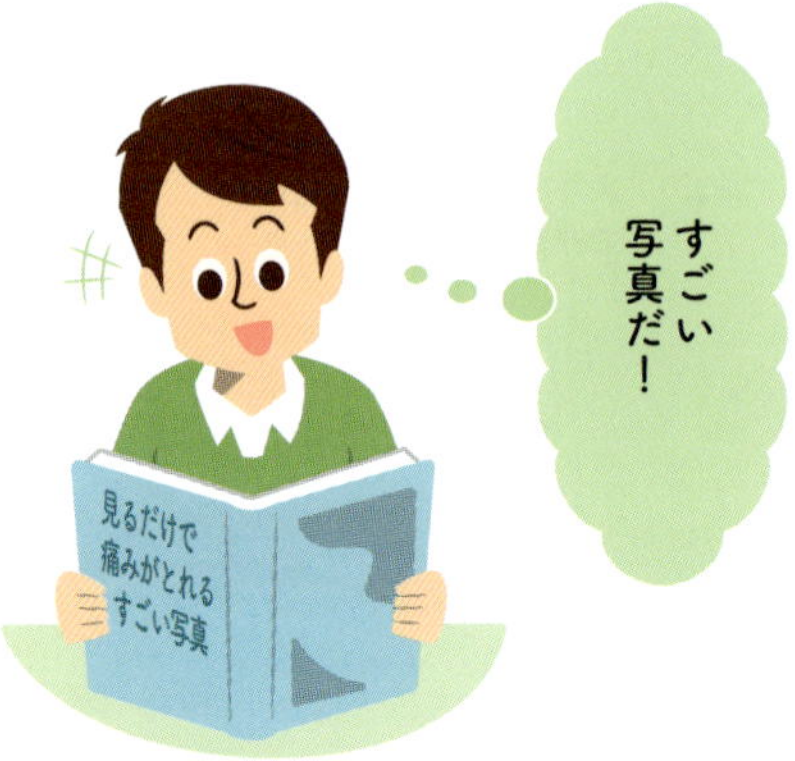

楽しい、面白い、癒《いや》される写真を見ると、扁桃体のビクビクが改善します。

また、いくつかの写真では、「達成感」を得られるように、ちょっとしたゲームができるようになっています

ドーパミンをたくさん出すコツは、「目標を達成する」「ゴールにたどりつく」ことだからです。

写真を見ている間は、痛みのことは忘れて、写真の内容やゲームを楽しんでください。

❷「痛みをとる格言」を何度も唱える

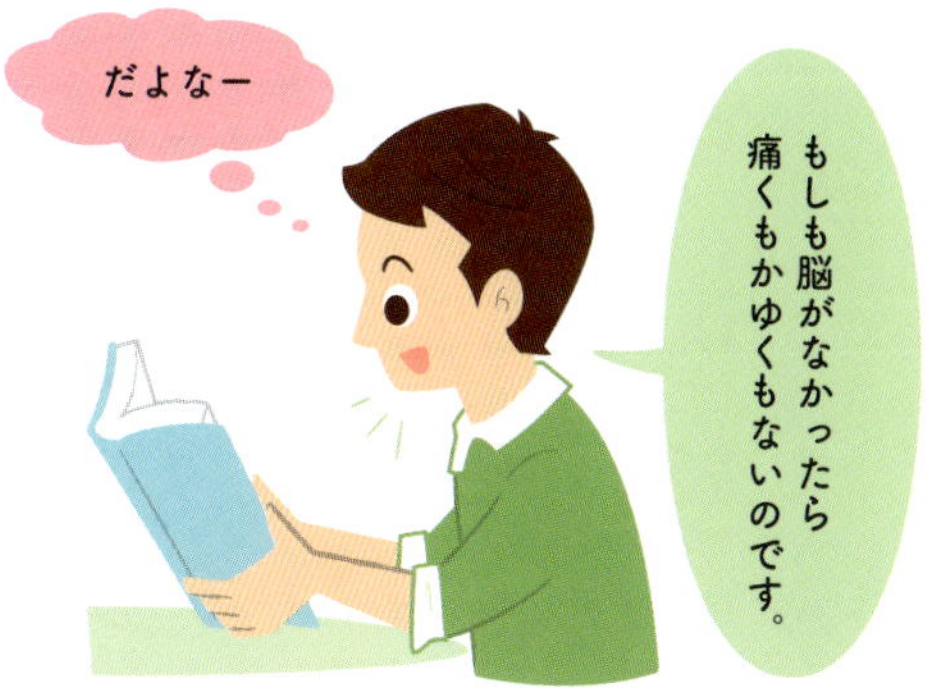
もしも脳がなかったら
痛くもかゆくもないのです。
だよなー

すべての写真には、「痛みをとる格言」が記されています。「痛みについての新常識」や「効果的な治療法」を短文で記しています。

痛みに関する正しい知識を脳に教えてあげるつもりで、何度も読み返してください。

正しい知識が得られると、不思議なことに痛みそのものが消えていく場合があります。

ご自宅でしたら、声に出して読んでいただくことをオススメします。

「痛みをとる写真と格言」は、ぜんぶで32種類。

毎日、写真を見て、格言を唱えることをオススメします。

習慣として毎日続けることで、いつしか写真と格言はあなたの脳に刷り込まれていくことでしょう。

（詳しい使い方は、40ページより紹介）

もちろん個人差はありますが、始めたその瞬間から、痛みがなくなった方もいます。

1カ月半信半疑で続けたら、だんだんと痛みがやわらいでいった方もいます。

いちばんのポイントは、「楽しみながら見る」「楽しみながら唱える」ことです。

❸ストレッチ&呼吸法も紹介

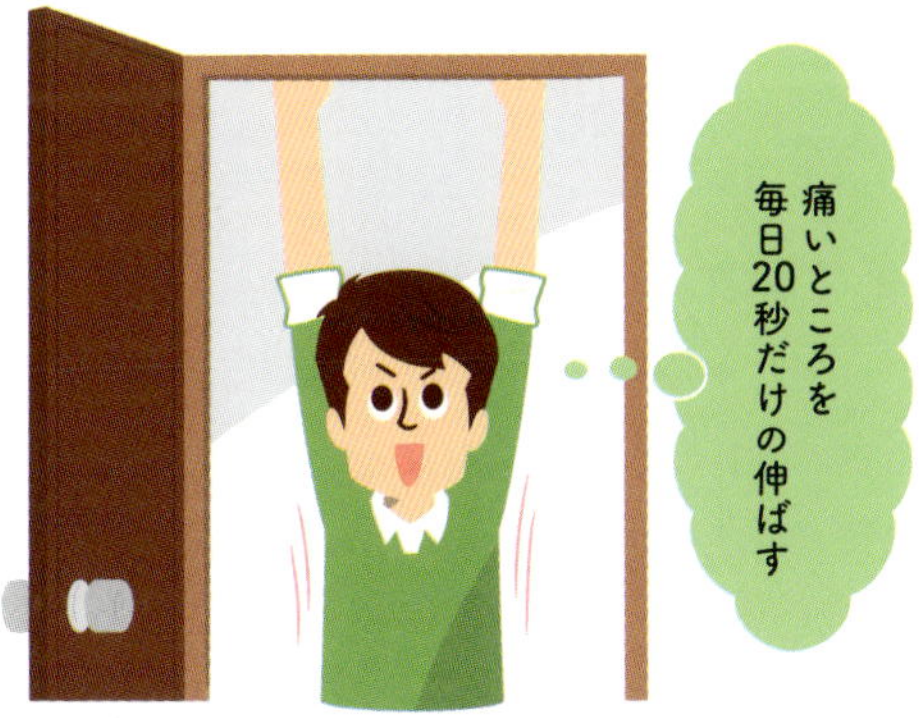

この本は写真や格言以外にも、痛みをとるための方法をいくつか紹介します。ストレッチや呼吸法もその中の一つ。

最後まで本書を読めばご理解いただけると思いますが、これらは「痛い場所を治す」ための方法ではありません。

「脳を治す」ためのストレッチであり、呼吸法なのです。

写真や格言によって痛みがとれなかった方は、こちらも実践してみてください。

（詳しい方法は、167ページ、174ページより紹介）

体験者の声

「すごい写真」で痛みのことを忘れていました！

本書の写真を眺めてから測定
５名全員、ストレス検査で良好な結果に！

２０１８年７月５、６日の２日間にわたり、六本木ＨＡＴクリニック（東京都港区）の協力を得て、5名の方にストレス検査（「抗酸化力」「ストレス指数」「肉体的疲労度」）を実施しました。

最初の測定後、本書の写真ページを眺めてもらい再測定。その結果、個人差はありますが、実施者全員にストレスが軽減しているデータが得られました。

ストレスの軽減で脳が活性化すると、かならず痛みの軽減につながります。即座に痛みがとれなくても、本書のメソッドを継続し、ストレスを減らしていってほしいと思います。

分析結果の見方

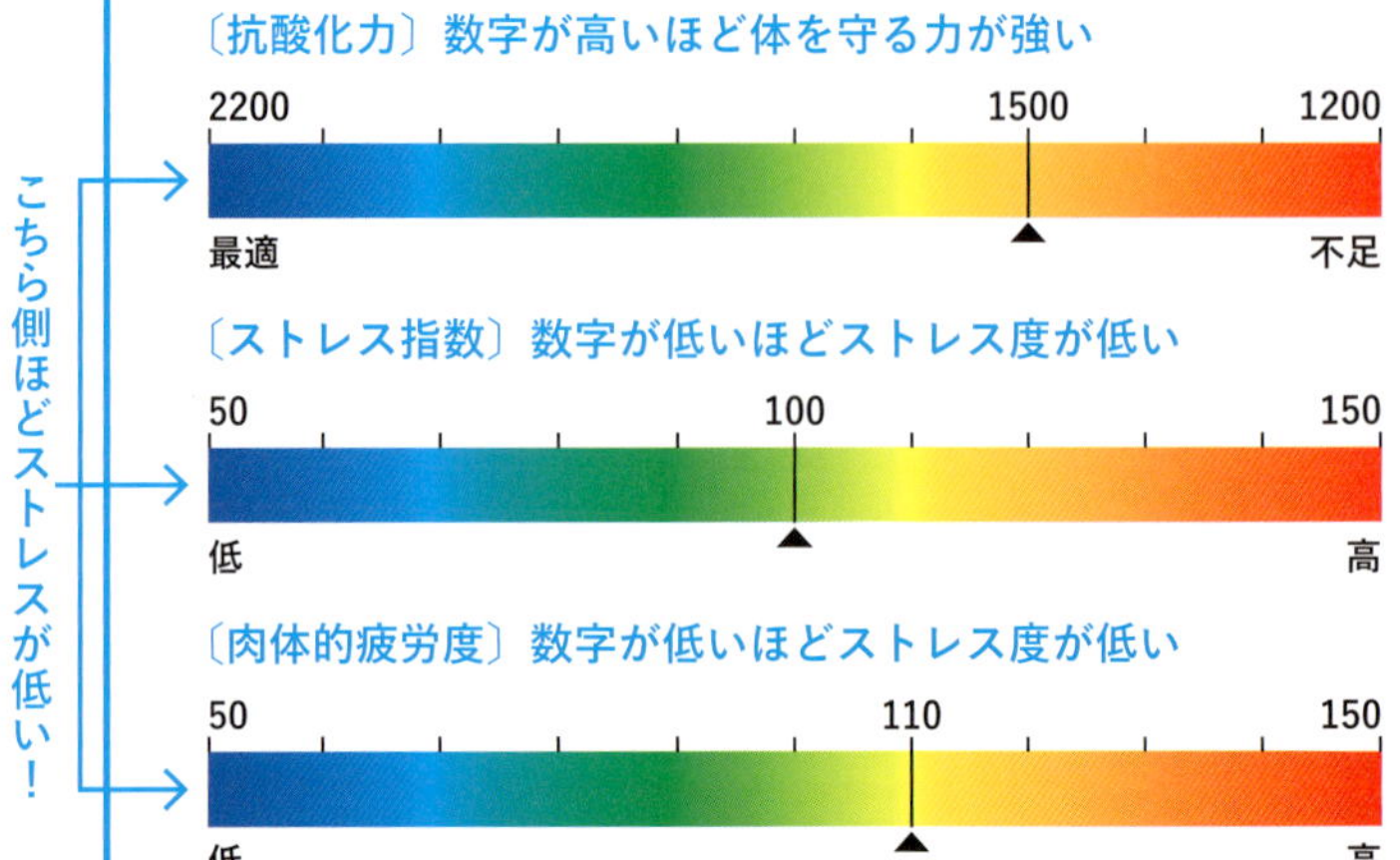

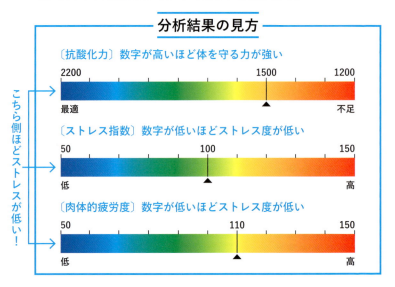

実例1　岡本忠士さん（48歳・会社員）

肩・腰・股関節の痛み

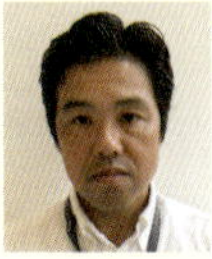

半年ほど前に転んで肩を強打したときの痛みがまだあり、腰回りや股関節にも不定期に痛みが出ます。写真を見ているときは痛みが気にならず、リラックスできたので、気持ちも楽になりました。

〔抗酸化力〕が上昇！

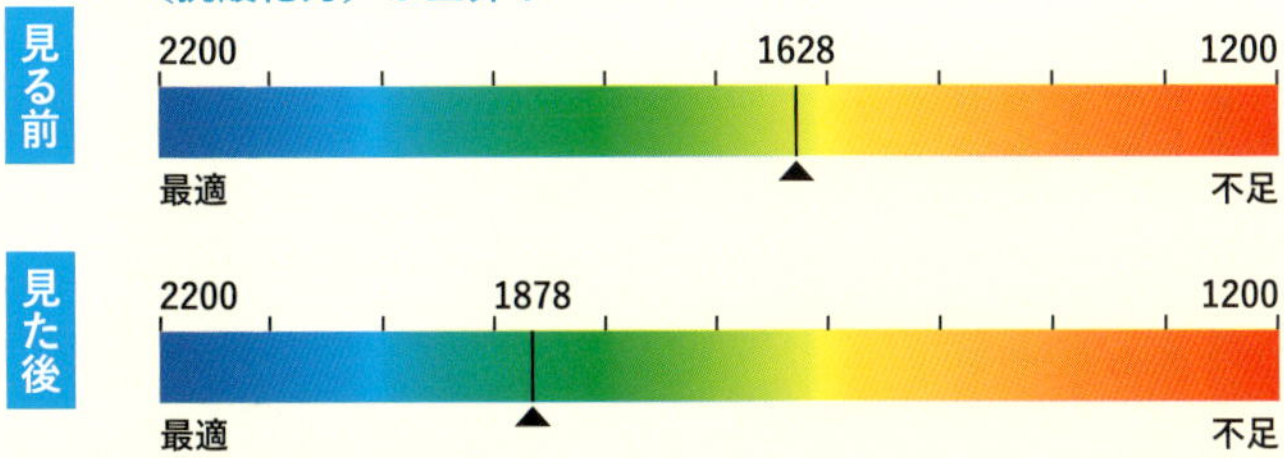

写真のゲームに集中してたら、痛みのことを忘れてました！

実例2　藤崎紀子さん（70歳・主婦）

左ひざとお尻の痛み

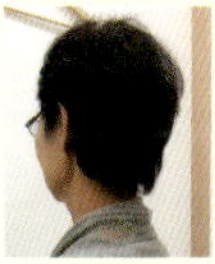

年齢的なこともあってか、左ひざとお尻に痛みがあります。とくに台所に立っているときは痛みのほかにだるさも感じます。こういう”実験”に参加するのは初めてのことなので緊張しました。

〔抗酸化力〕が上昇！

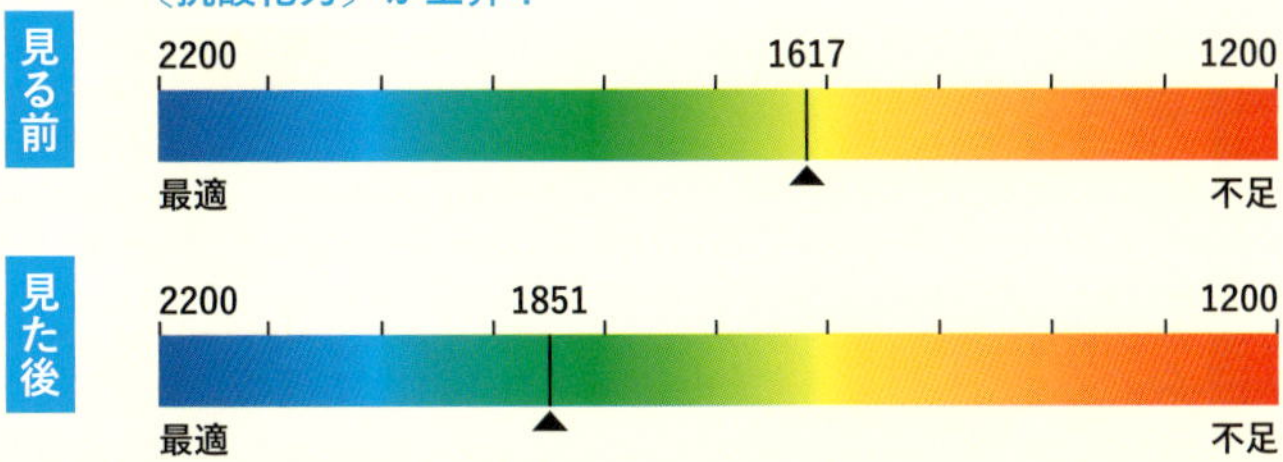

だんだんリラックスでき、緊張感もほぐれていきました

実例3　片桐達弥さん（58歳・会社員）

片頭痛

40代の後半になって、疲れてくると片頭痛が出るようになりました。脳ドッグを受けても「異常なし」なので、精神的な影響があるのかもしれません。2年前ほど前まで犬を飼っていたペット好きです。

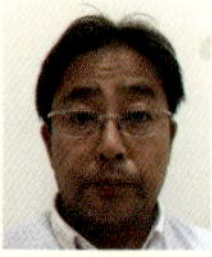

〔ストレス指数〕が減少！

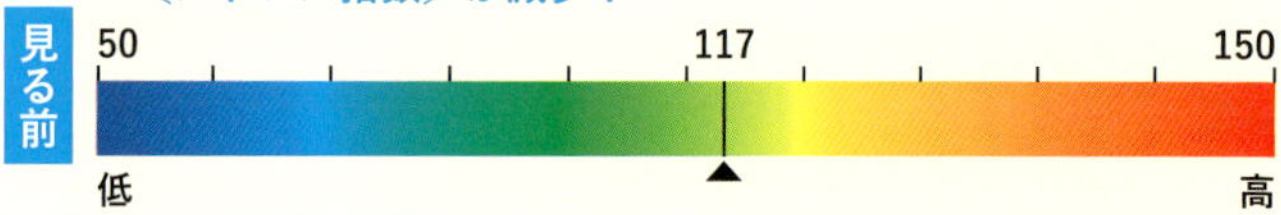

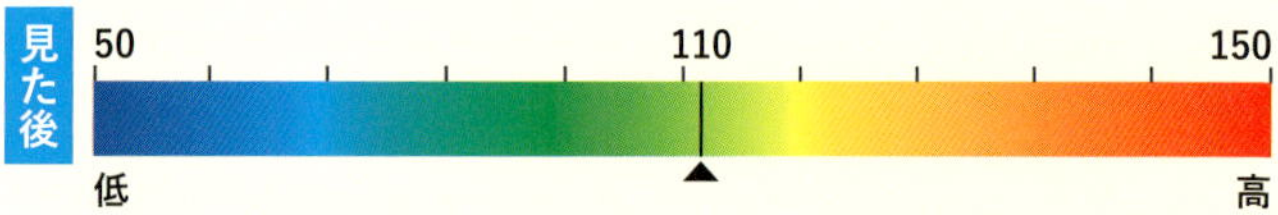

動物の写真に癒されているときは、痛みを感じませんね

実例4　E・Sさん（38歳・女性　会社員）

腰痛

半年くらい前に腰をひねったようで、それ以来、痛みがあります。腰の張りというよりも、体の奥のほうが痛い感じです。いちばんつらいのは、痛みがあるときは寝返りを打てないことです。

〔肉体的疲労度〕が減少！

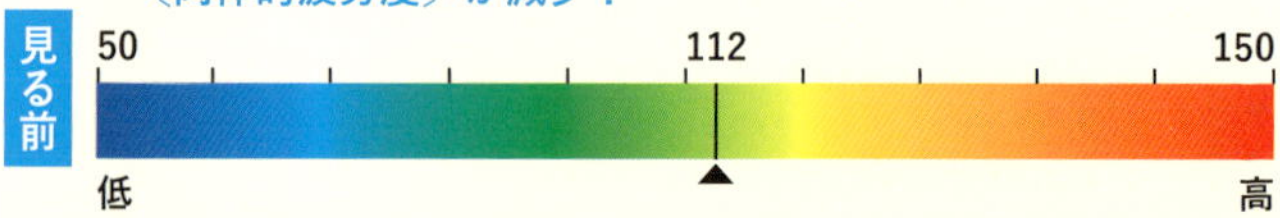

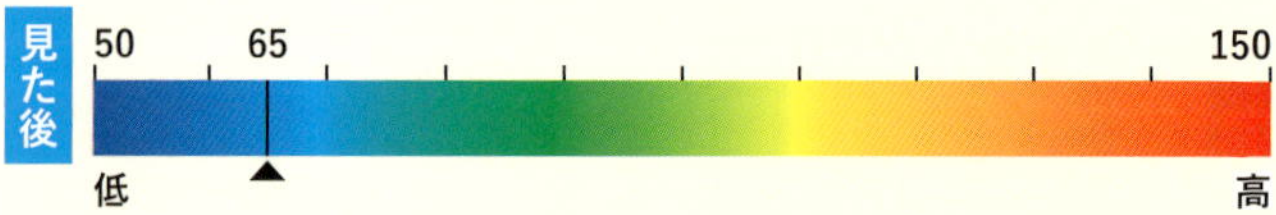

不思議なのですが、今、痛みが弱くなっているんです

実例5　S・Nさん（35歳・男性　会社員 営業職）

右足の痛み

体重がオーバー気味のせいか、右足の先が痛風的にズキズキ痛みます。とくに朝起きたときは激しく、痛みは何日も続きます。写真を見ているうちにリラックスでき、体が楽になったような気がします。

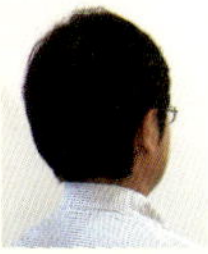

〔肉体的疲労度〕が減少！

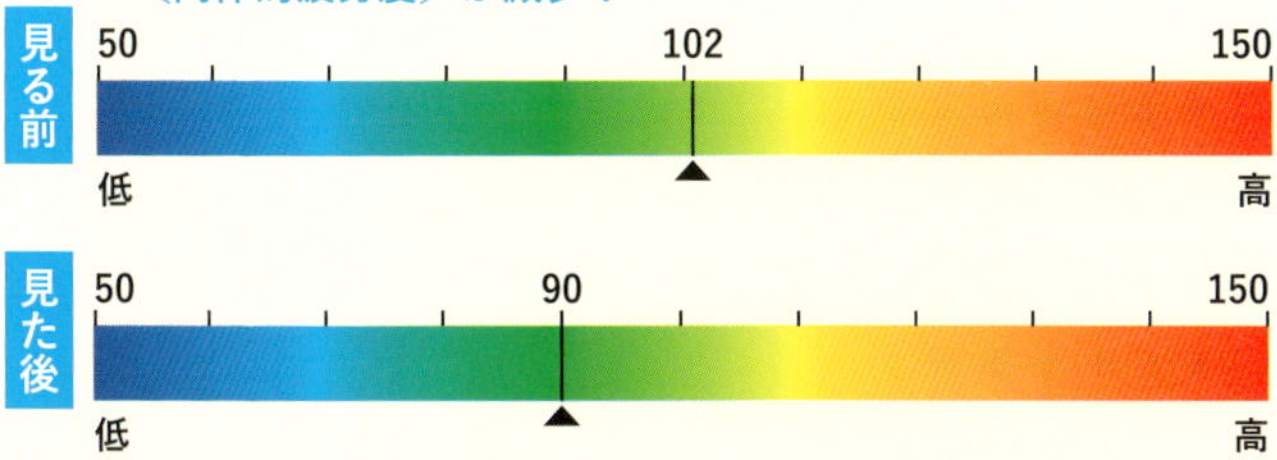

リスの写真が大好き。継続して写真を見たいと思います！

河合院長のコメント

今回、採血と自律神経の検査によって得られたデータは、もちろん「痛みがなくなる」ことに直結するものではありません。「痛み」は元来、データとして表れない主観的感覚であり、だからこそ治療が難しいといえます。

ですが、本書の写真を見て、ストレス度の減少が確認されたこと、またご協力くださったみなさんの「効果の実感」は、大きな成果といえます。読者のみなさんも本書の写真を見て、脳を元気にして、痛みを消し去っていただければと思います。

私のクリニックにいらっしゃる方の多くも、どこの病院でも治らなかったのに、治療する箇所を「脳」に変えることで、慢性痛を克服していかれます。

このパートの最後に、痛みの種類について、ざっくり整理しておきましょう。

❷と❸に該当する方は、脳が原因で痛みが続いている要素が大きいと考えられます。

本書のメソッドをぜひ試していただきたいと思います。

まずは病院で治療すべき方

❶原因がわかっている痛み

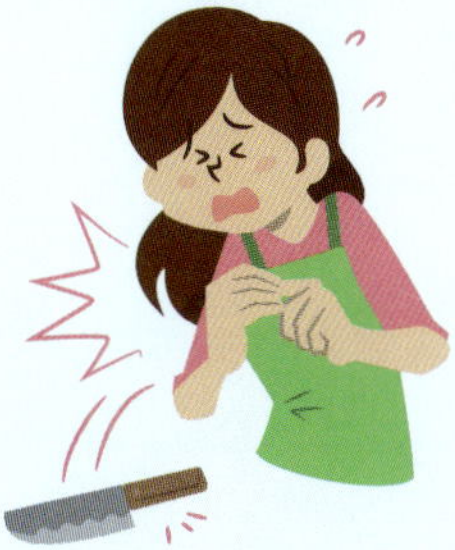

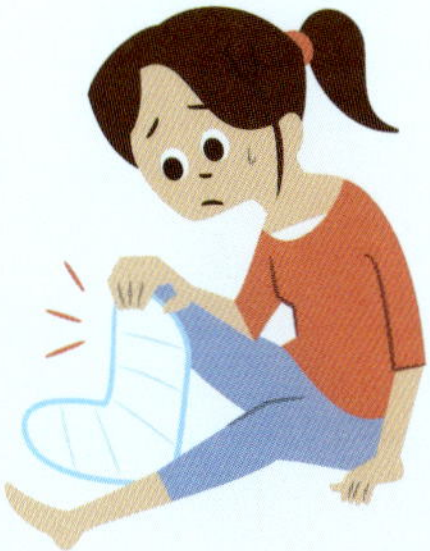

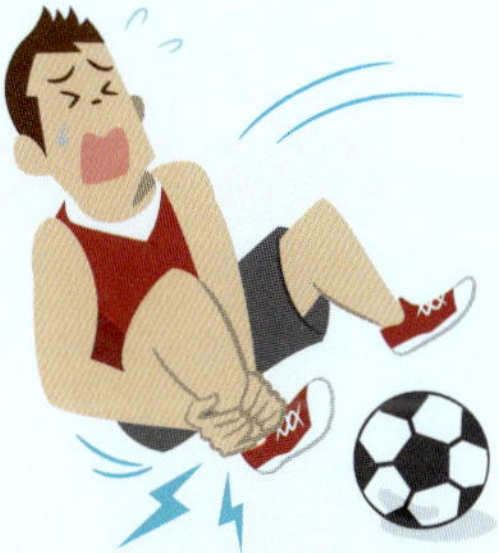

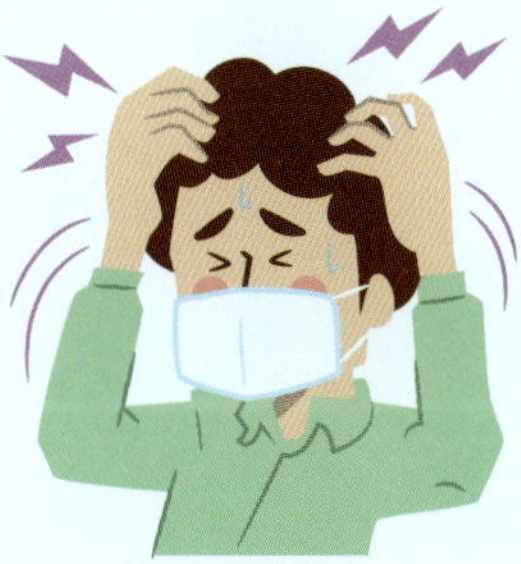

すり傷　切り傷　打撲　ねんざ　骨折
風邪の頭痛　インフルエンザの関節痛 など
↓
病院で治療を受ければ治る

この本のメソッドが有効な方

❷原因不明の痛み

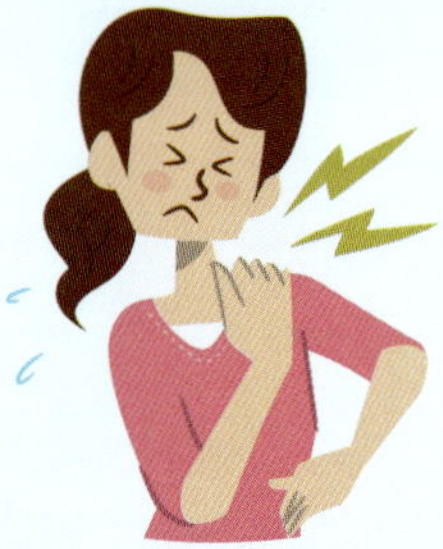

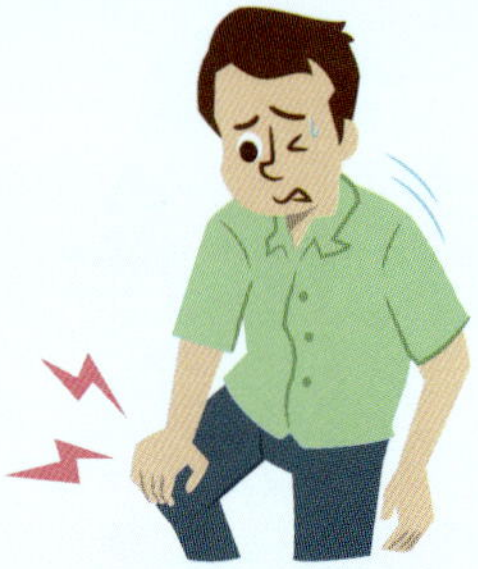

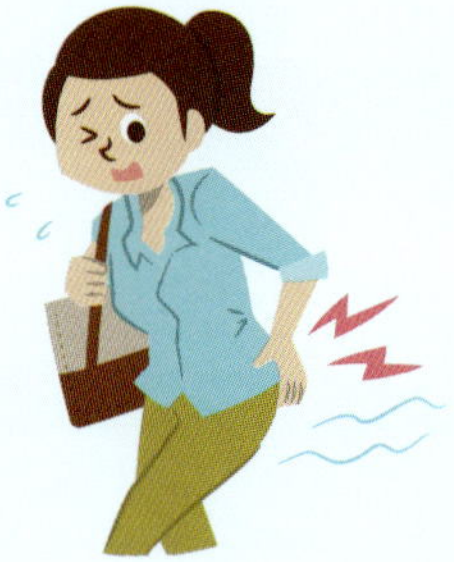

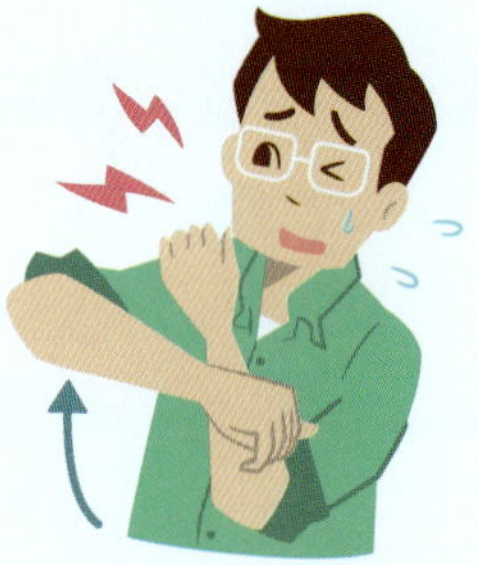

なぜ痛いのかわからない痛み全般

（肩こり、腰痛、首痛、五十肩など）

↓

病院に行っても「異常なし」

❸原因を治したのにとれない痛み

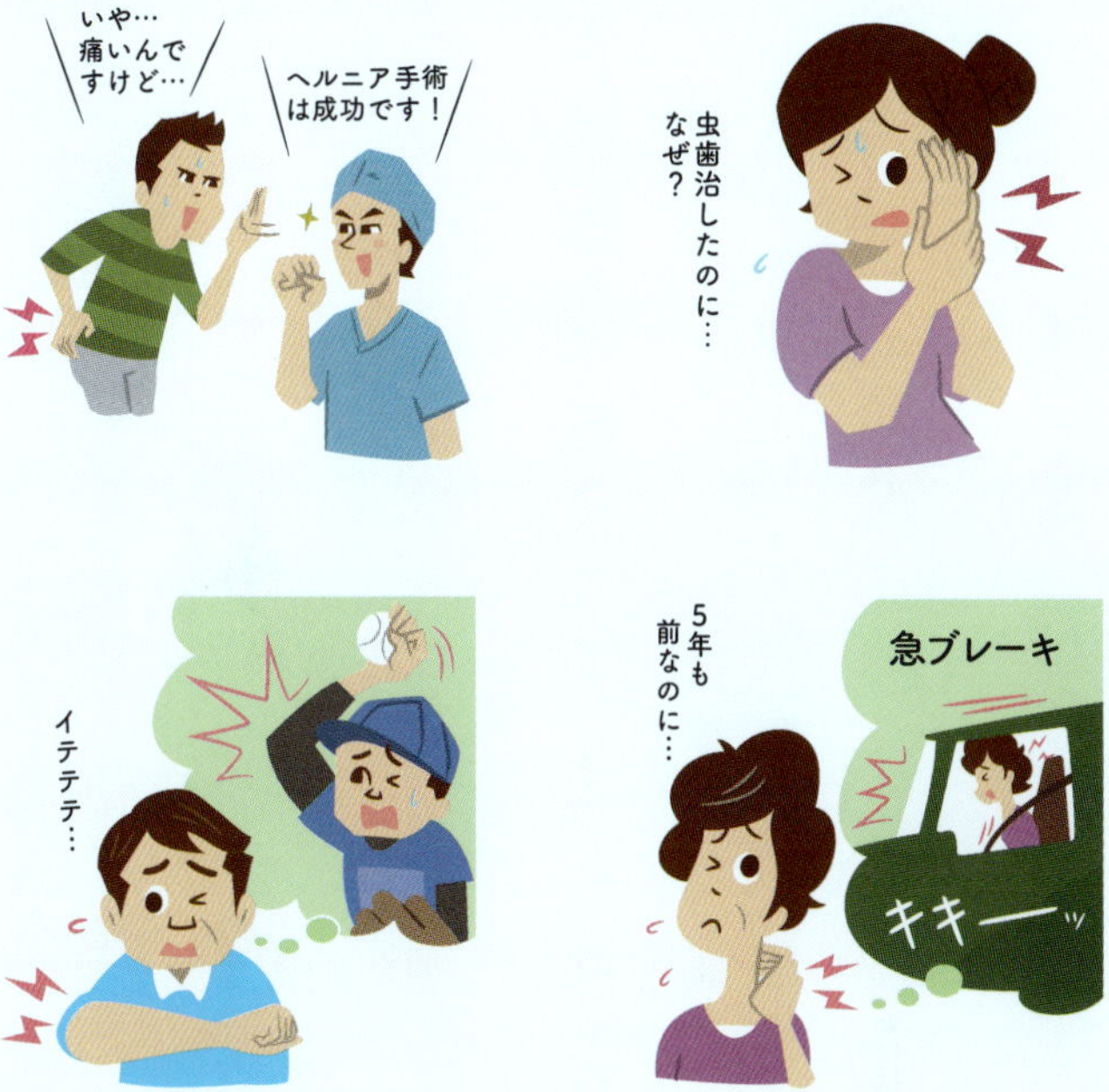
ヘルニア手術は成功です！
いや…痛いんですけど…
虫歯治したのに…なぜ？
イテテテ…
5年も前なのに…
急ブレーキ
キキーーッ

ヘルニア、ぎっくり腰の後の痛み、治療した後の痛み全般、治療した後の歯痛、過去に痛めた部位の関節痛、ムチウチなど

↓

異常は治っているのに、痛みだけが続く

私があなたにこの本を届けたい理由

もしかするとあなたは、私の言うことを「うさんくさい」と思っているかもしれません。

その気持ち、私にもよくわかります。

なぜなら私自身、長い間、痛みに苦しんでいたからです。

私は自分の体の痛みを治すために整形外科医になりました。

学生時代を通じてひどい肩の痛みに悩まされ、何軒もの病院や整体などで治療を受けたにもかかわらず、いっこうに改善せず、「これは自分で治すしかないな」と思いつめるまでになったのです。

大学で研究をはじめたころから痛み出し、修士論文を書いていたときなどは、あまりのひどい痛みに吐いてしまうほどでした。

なぜ、これほどの痛みが続くのだろう？

理由はまったく思い当たりませんでした。骨や筋肉に負担がかかっているかもしれないと考え、当時は理工学部の機械工学科にいたため、体のメカニカルなことも研究し、医学部の図書館まで行って自分なりに調べてみました。

しかし、結局は解明できずじまい、痛みも消えませんでした。

「医学のことがわからないと、痛みを消すのはむずかしいのではないか」

こう結論づけた私は、医者になるしかないと決断しました。

両親には大反対されましたが、1年間だけ受験勉強するチャンスをもらい、東京医科大学医学部に入り直すことができました。
医学部に入ってからも、ひどい肩痛は続いていました。

整体、カイロプラクティック、鍼灸《しんきゅう》、ペインクリニック、マッサージ……。いろいろと試みましたが、いっこうに改善されません。

もちろん、整形外科でレントゲンも撮ってもらいました。骨などに異常はなかったようで、担当医から「大丈夫ですよ」と言ってもらいましたが、それでも痛みはまったく治まりませんでした。

そんななか、私は決意しました。痛みの専門医になろう、と。

私と同じように、解決できない体の痛みに苦しんでいる人は多いのではないだろうか。自分が、文字どおり痛みを知っている人間なだけに、痛みに苦しむ人のお役に立てるかもしれない……。そんな思いが私を駆り立てました。

本書は、そんな私のこれまでの集大成であり、先へ進むためのマニフェストでもあります。

本書を読み、簡単なメソッドを実行していただければ、あなたを悩ませてきたつらい痛みはその場から消えていきます。もちろん、わざわざ私のクリニックまでおいでいただく必要はありません。

どうぞ本書で、最高の健康状態を実現させてください。

CONTENTS

第1部 見るだけで痛みがとれる写真と格言

第2部 読むだけで痛みがとれるすごい方法

第1章 「痛い！」と感じるワケを知れば解決策が見えてくる

第2章 "ストレスに気づく"だけで消える痛みもある

第3章 痛みをとりたきゃ、痛いところを動かしなさい

第4章 痛みをとりたきゃ、この呼吸法を覚えなさい

第5章 痛みをとりたきゃ、考え方を変えなさい

第6章 私の痛み、こうして治った！——体験談

第1部

見るだけで痛みがとれる写真と格言

写真ページの使い方

POINT 1

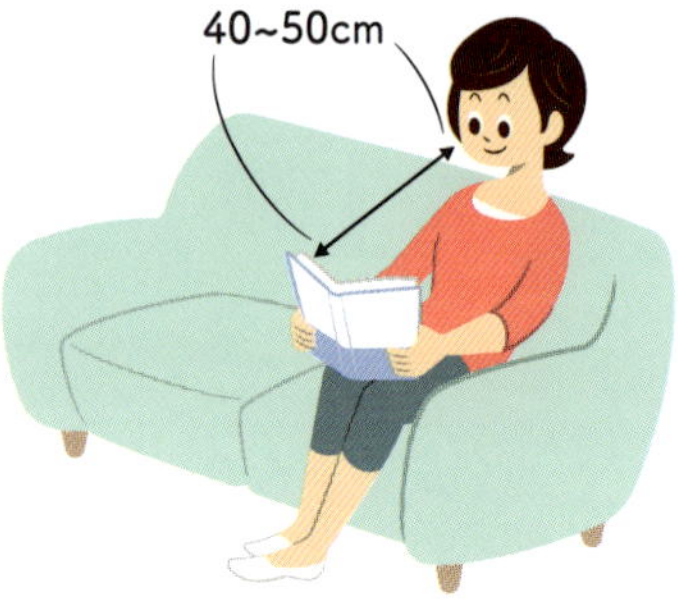

・本を両手で持ち、楽な姿勢で、40 ～ 50 センチくらい距離をとって眺めましょう。

POINT 2

・写真は、ぜんぶで 32 枚あります。特徴によって 5 つに分類しています。

STEP1

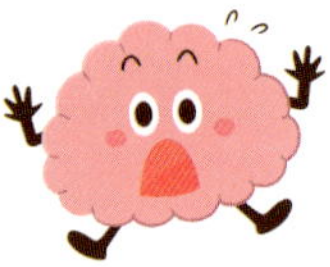

【脳が驚く写真】

STEP2

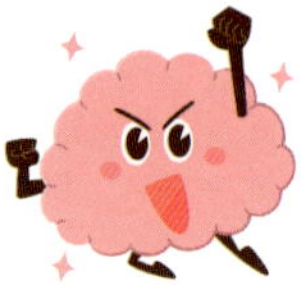

【脳が元気になる写真】

STEP3

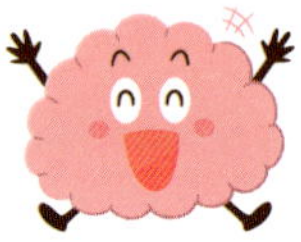

【脳が喜ぶゲーム写真】

STEP4

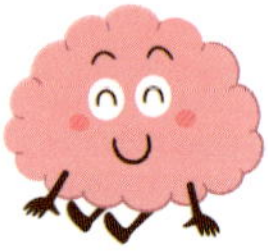

【脳がリラックスする写真】

STEP5

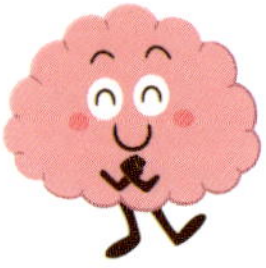

【脳が安心する写真】

POINT 3

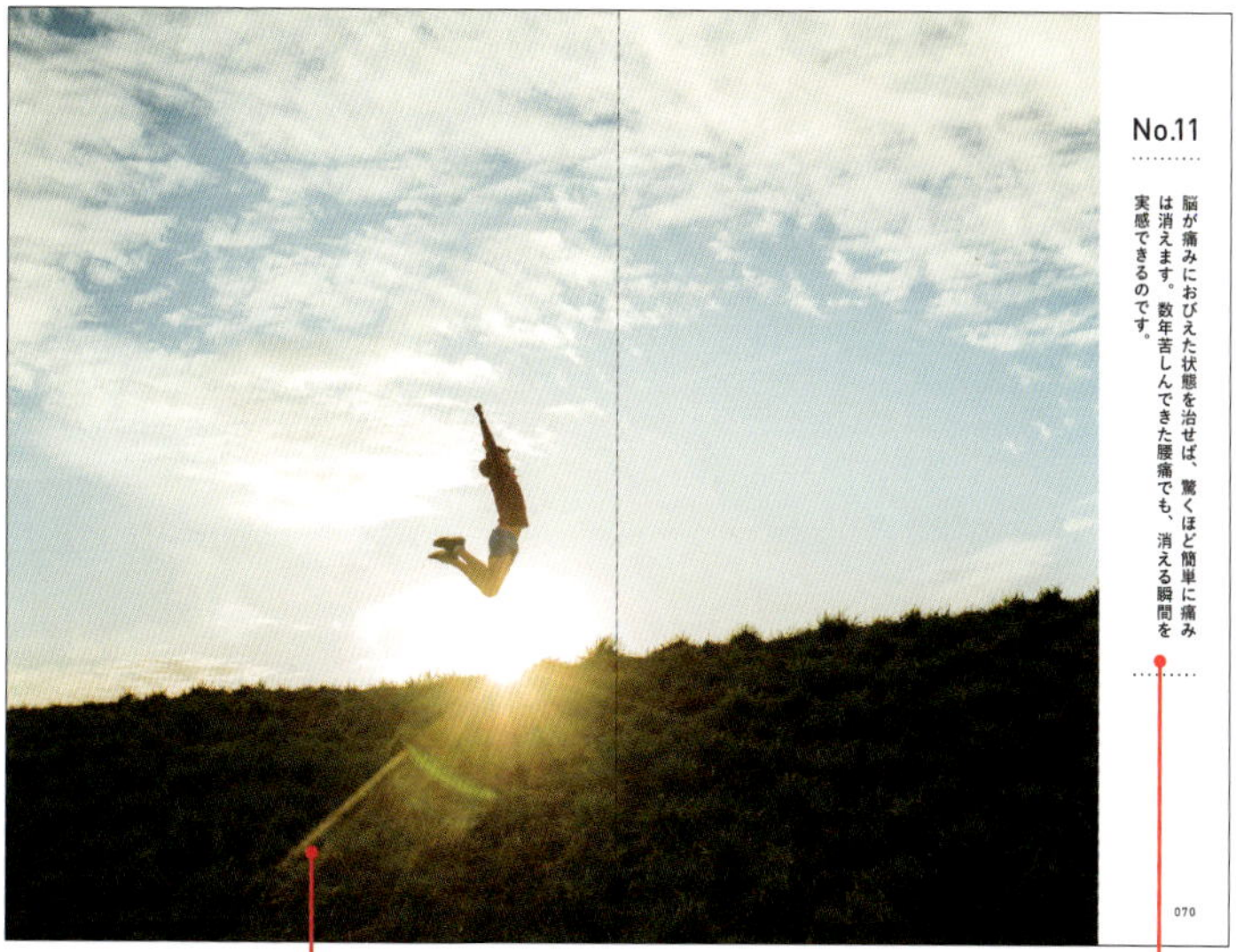
No.11
脳が痛みにおびえた状態を治せば、驚くほど簡単に痛みは消えます。数年苦しんできた腰痛でも、消える瞬間を実感できるのです。
070

「痛みをとる写真」　「痛みをとる格言」

・まず、写真にそえられた「痛みをとる格言」をじっくり３回読んでください。

・ご自宅でしたら、声に出して読むことをオススメします。

・その後、写真を 30 秒ほど楽しく眺めてください。

・１回目に見るときは、最初から最後まで、通しで見るのがよいでしょう。

POINT 4

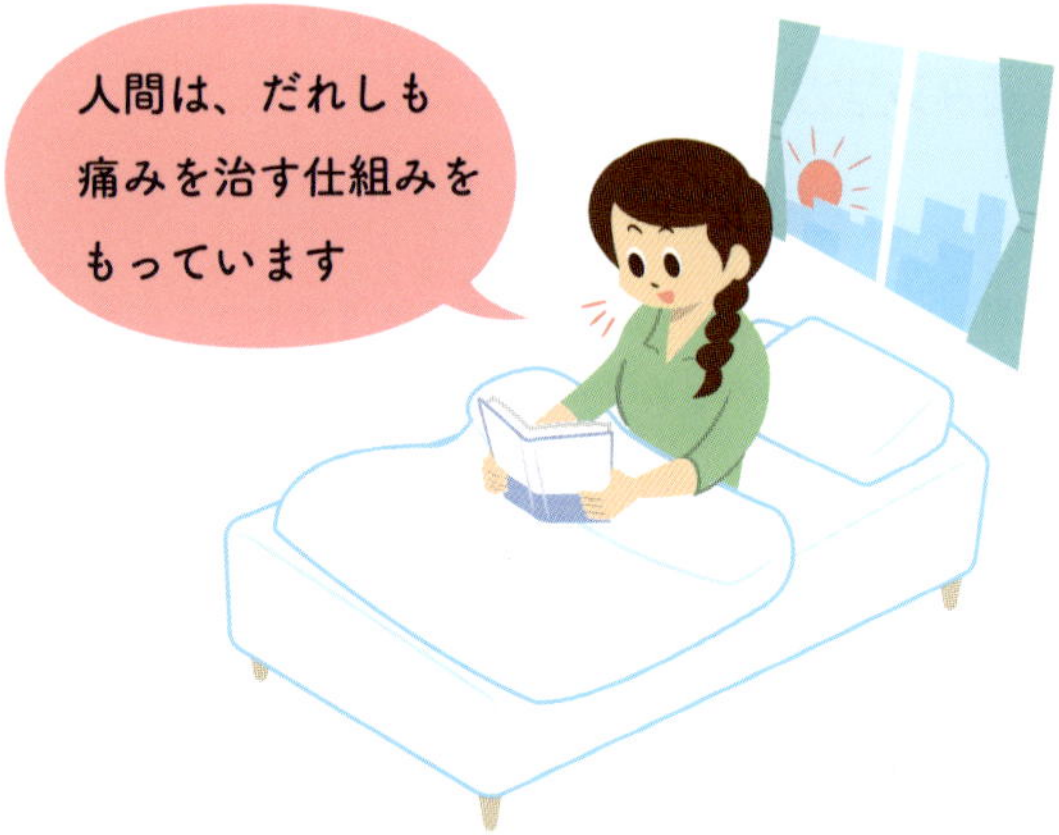
人間は、だれしも
痛みを治す仕組みを
もっています

・2回目以降は、1日5枚くらいを目安にし、毎日格言を読み、写真を眺めましょう。

・毎回、すべての写真を見る必要はありません。

・見る場所や時間に決まりはありませんが、習慣化させるため、「朝起きたら」「寝る前に」など、生活のリズムの中に組み込むのがよいでしょう。

・ご自身の好みやその日の気分、体調にあわせて写真を選ぶのがポイントです。

・好きな写真こそ、あなたの脳をより元気にしてくれます。

POINT 5

・格言は、暗唱できるくらい繰り返し読んでください。

・何度も読み返すことで、効果がアップします。

POINT 6

・この本は、痛みが出たときに備えて、いつも持ち運ぶことをオススメします。

・痛みに対する「お守り」としても、ご活用ください。

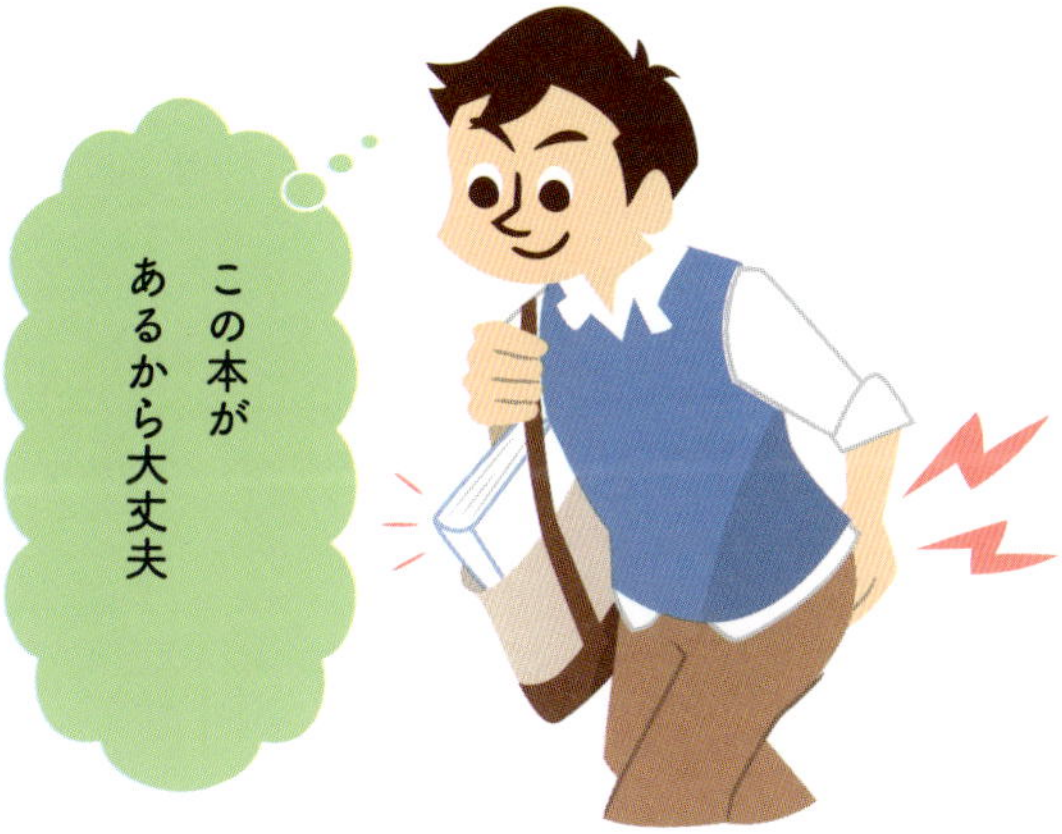

STEP 1【脳が驚く写真】の特徴と見方

※意外性のある写真を眺めることは、ドーパミンの分泌《ぶんぴつ》をうながし、脳の側坐核を刺激します。子どものころに戻って、インパクトのある写真を楽しんでください。

No.1

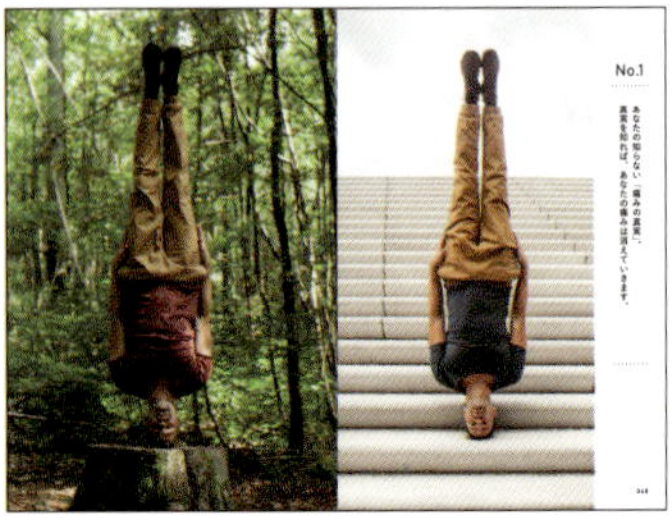

さかさまから見ると、木になりたい彼の本気の表情がわかります。

No.2

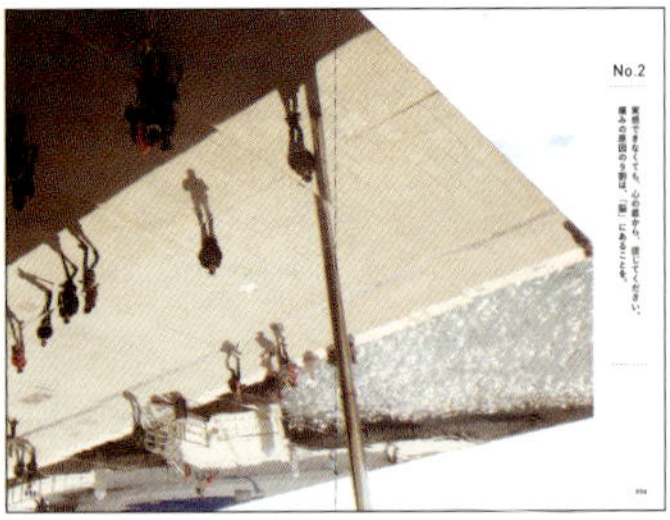

一瞬、ただの町並み。よ〜く見ると、ああなるほど。

No.3

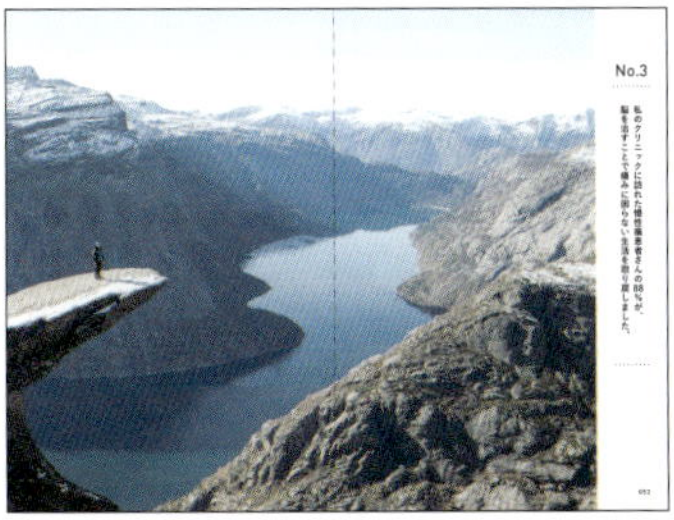

ここに立っている自分を想像して、絶景を楽しんでください。

No.4

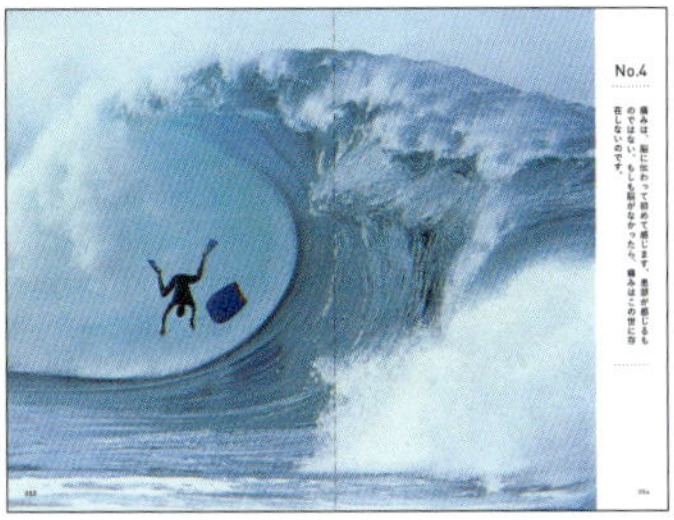

決定的瞬間！　豪快な波しぶきの音を想像してみましょう。

No.5

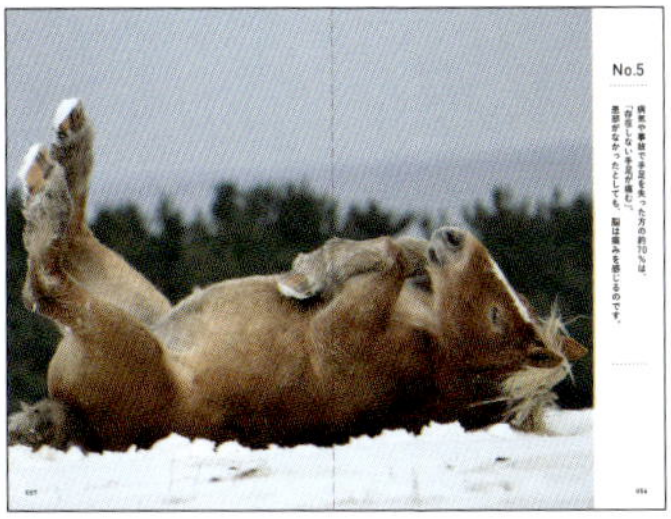

常識にとらわれず、体と心を解放した自分をイメージしてみましょう。

No.6

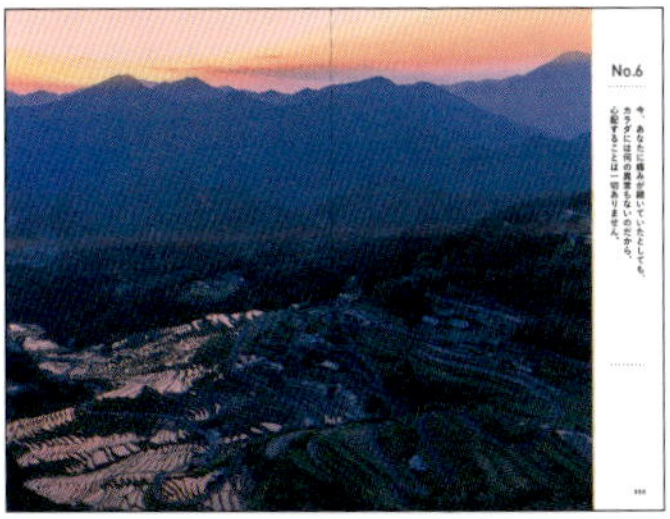

幻想的な棚田《たなだ》。夕日を眺めながら、無心になってみましょう。

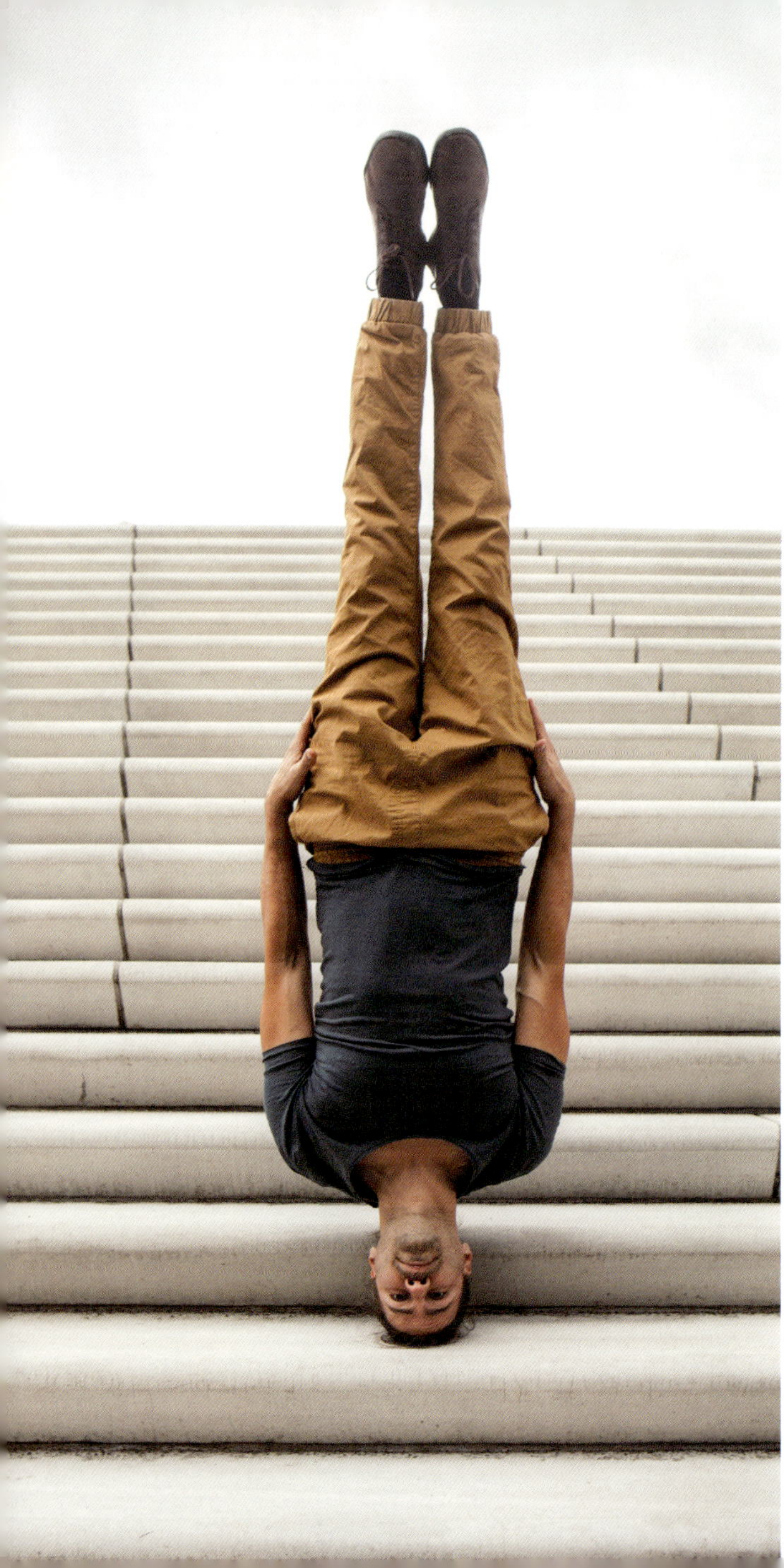

No.1

あなたの知らない「痛みの真実」。
真実を知れば、あなたの痛みは消えていきます。

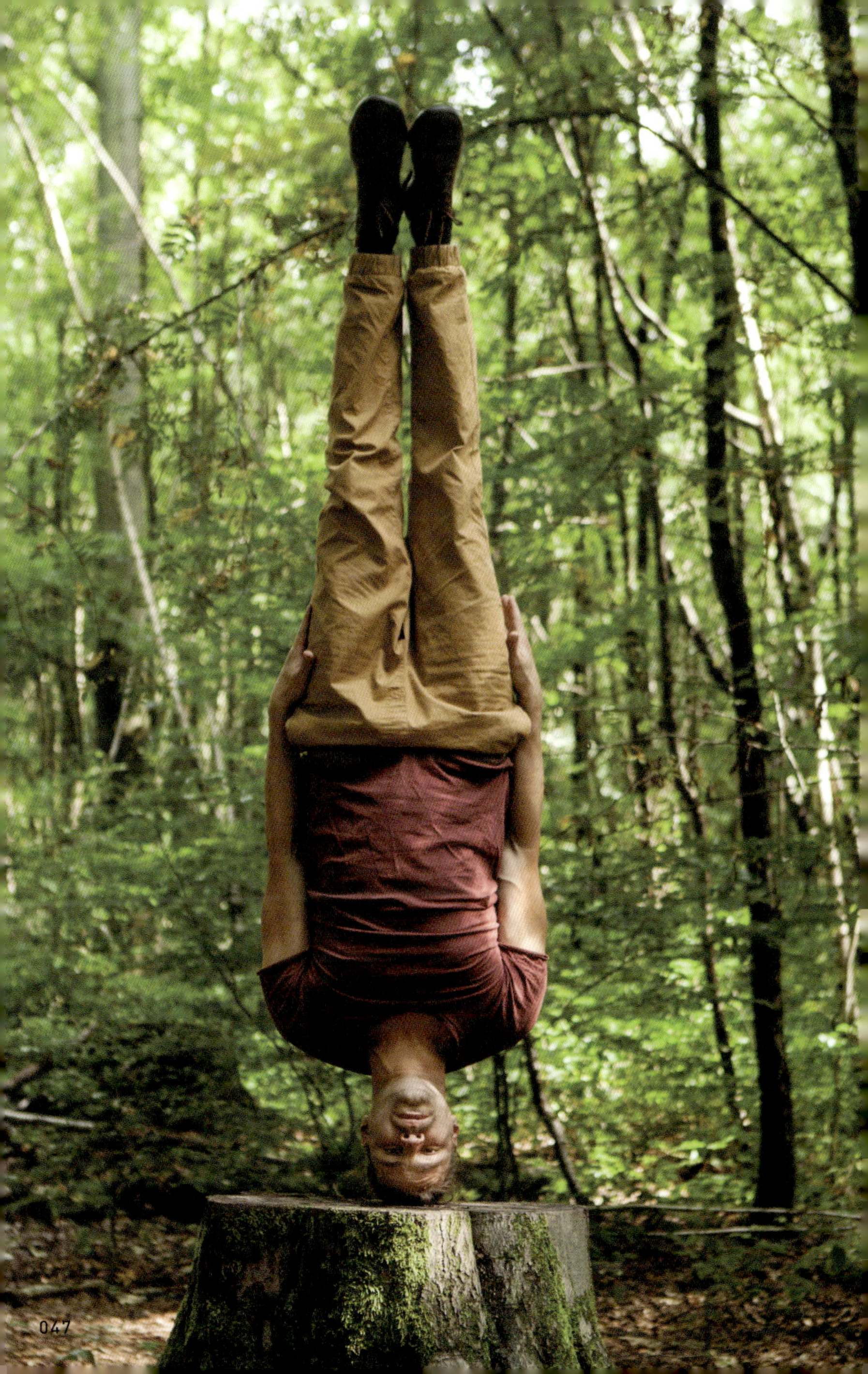

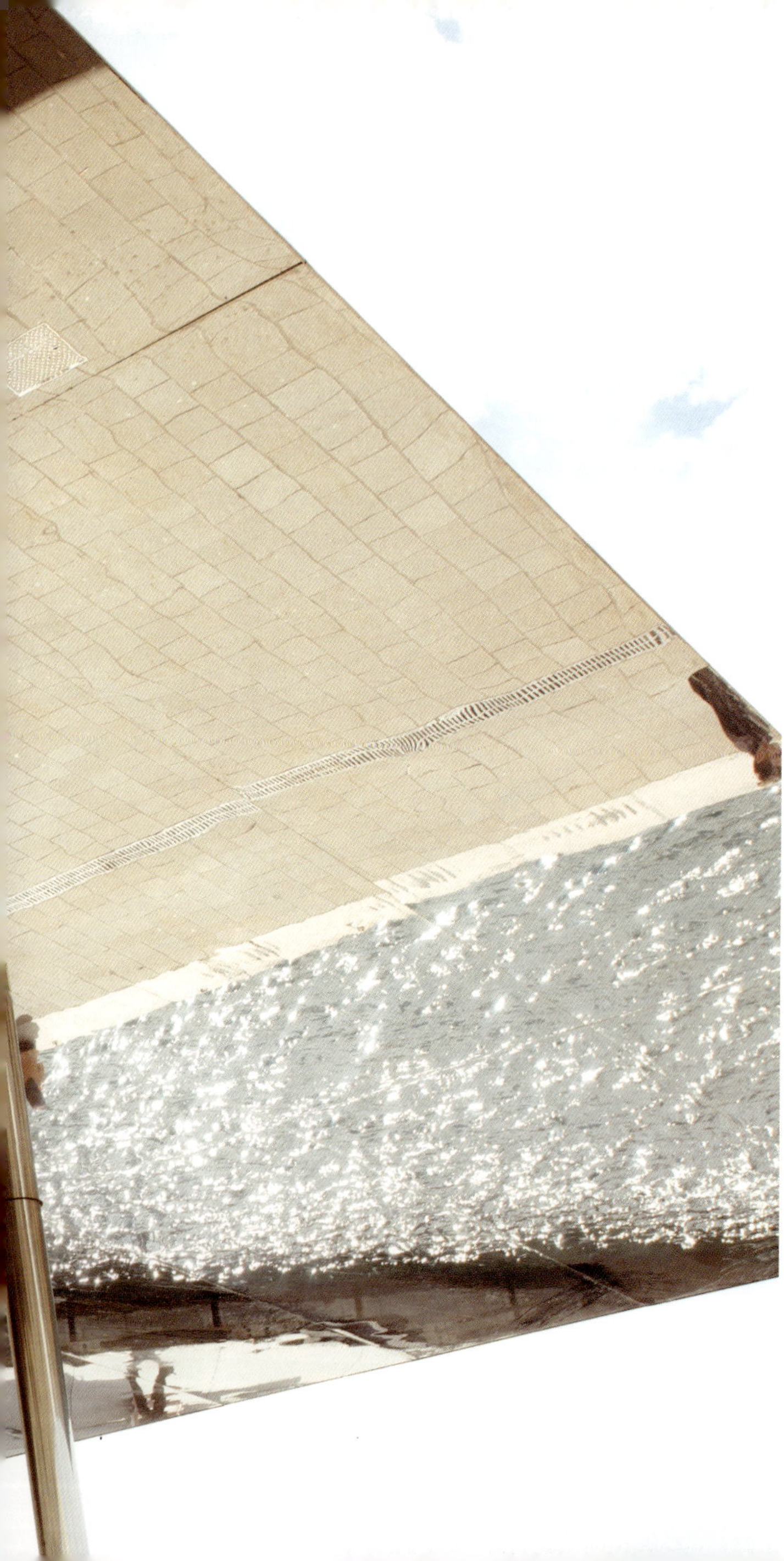

No.2

実感できなくても、心の底から、信じてください。
痛みの原因の9割は、「脳」にあることを。

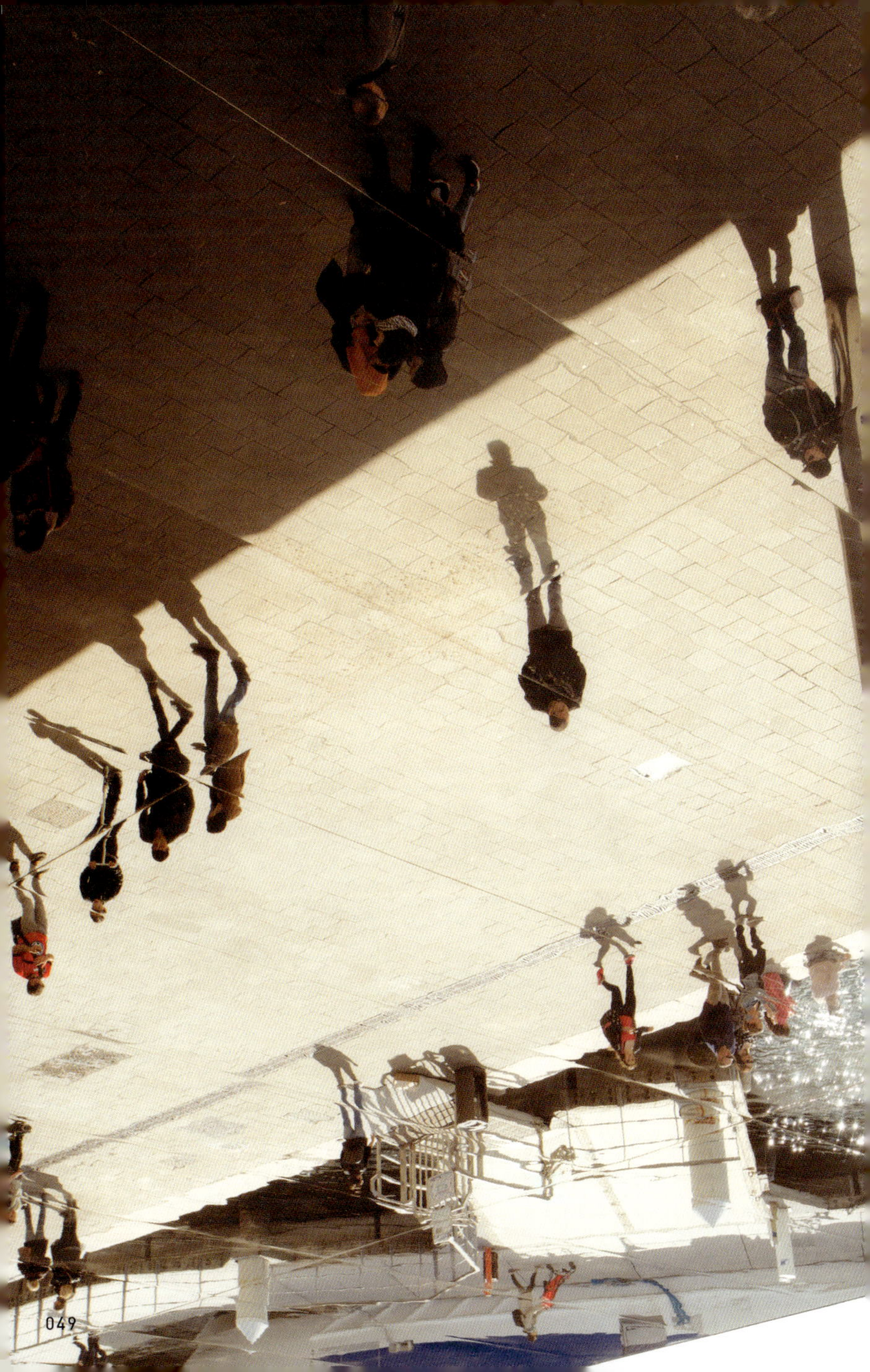

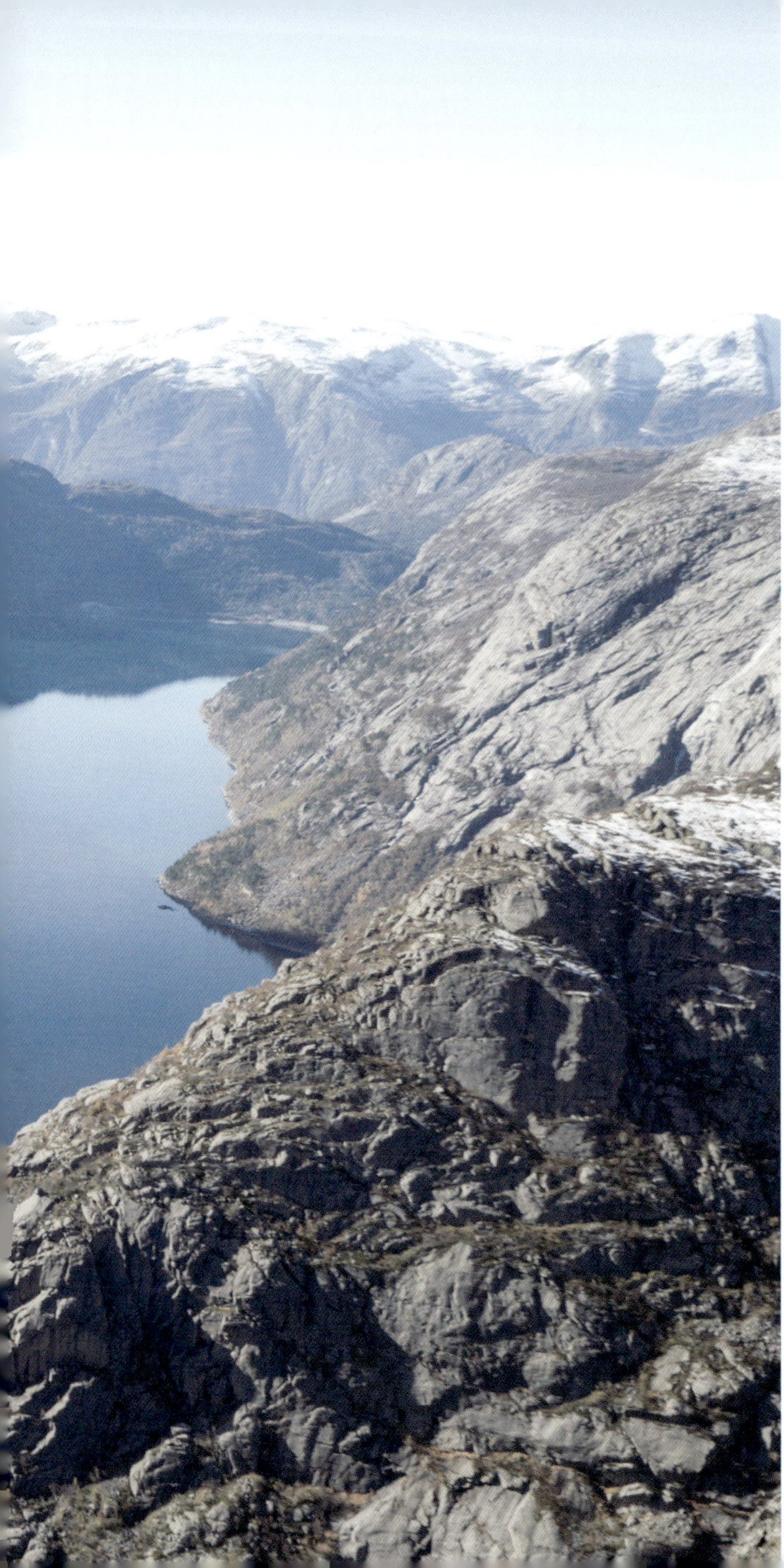

No.3

私のクリニックに訪れた慢性痛患者さんの88％が、脳を治すことで痛みに困らない生活を取り戻しました。

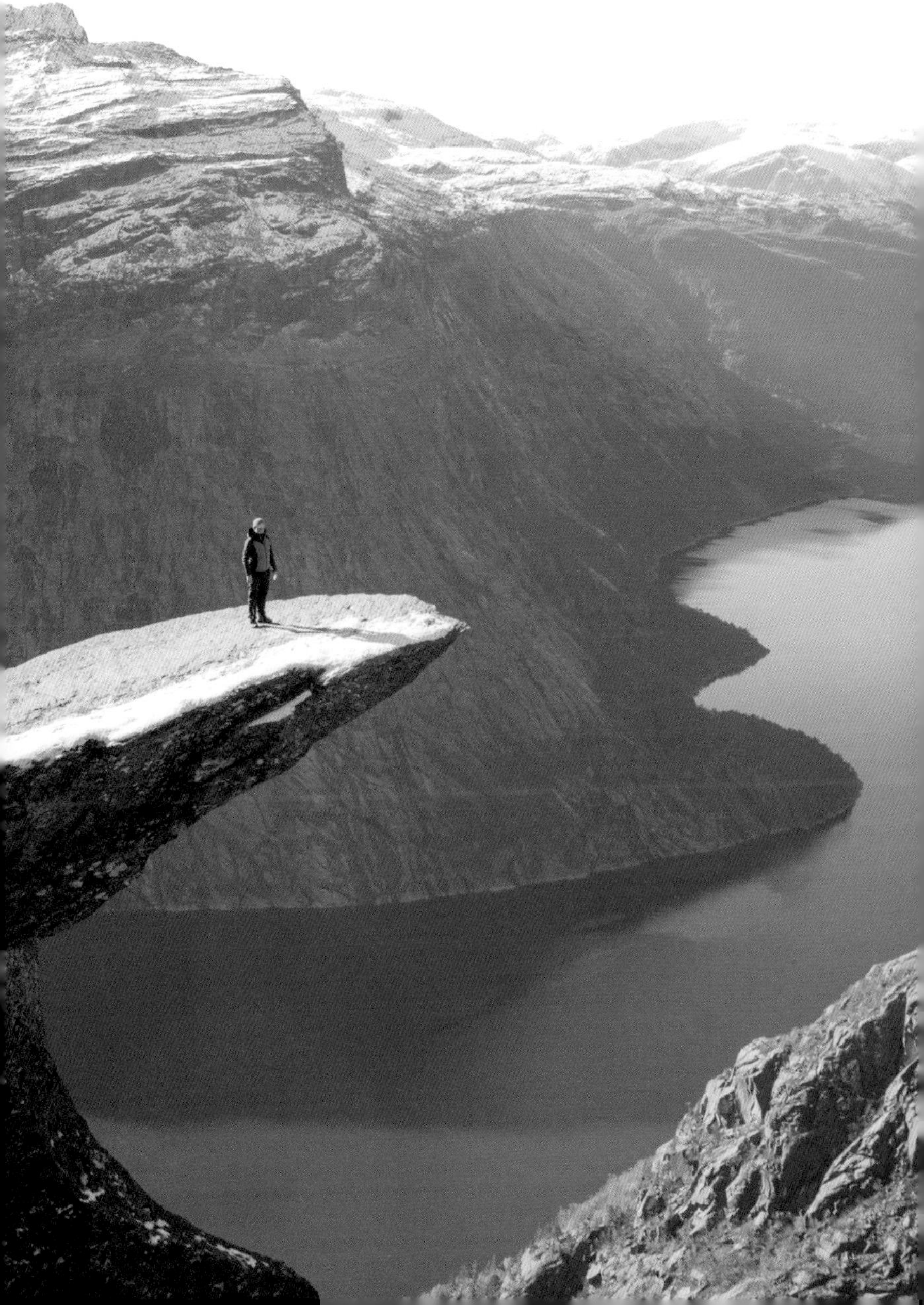

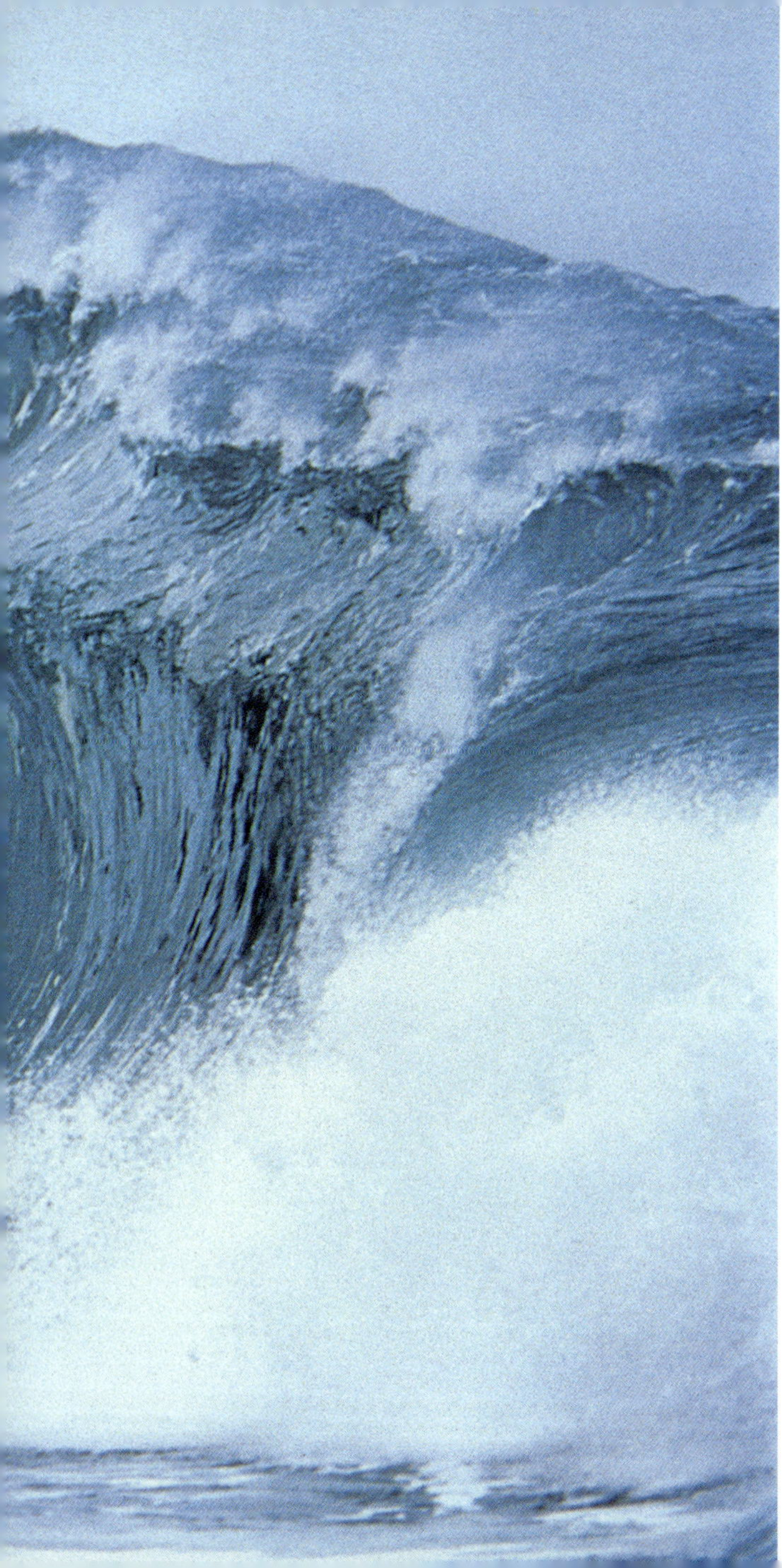

No.4

痛みは、脳に伝わって初めて感じます。患部が感じるものではありません。もしも脳がなかったら、痛みはこの世に存在しないのです。

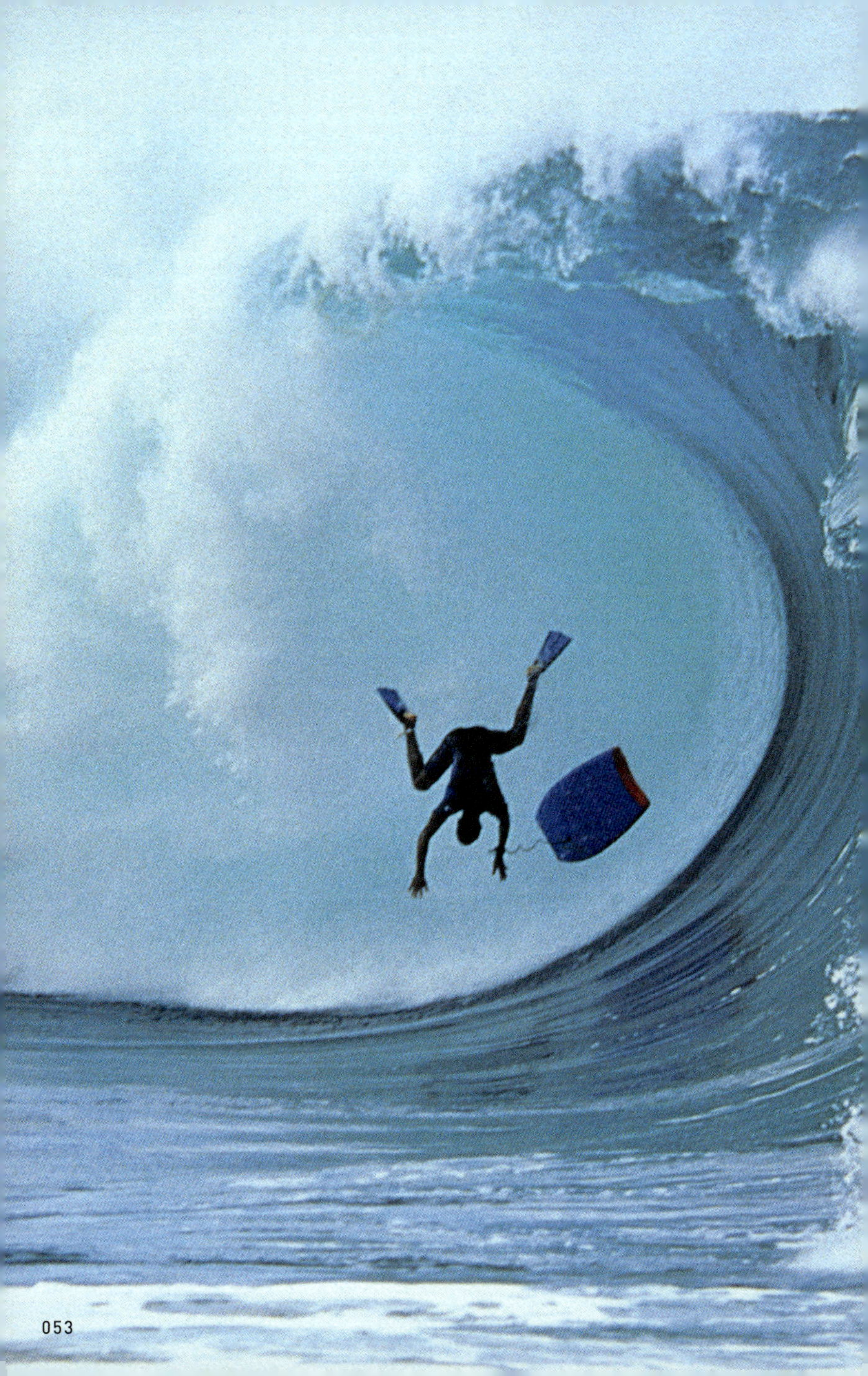

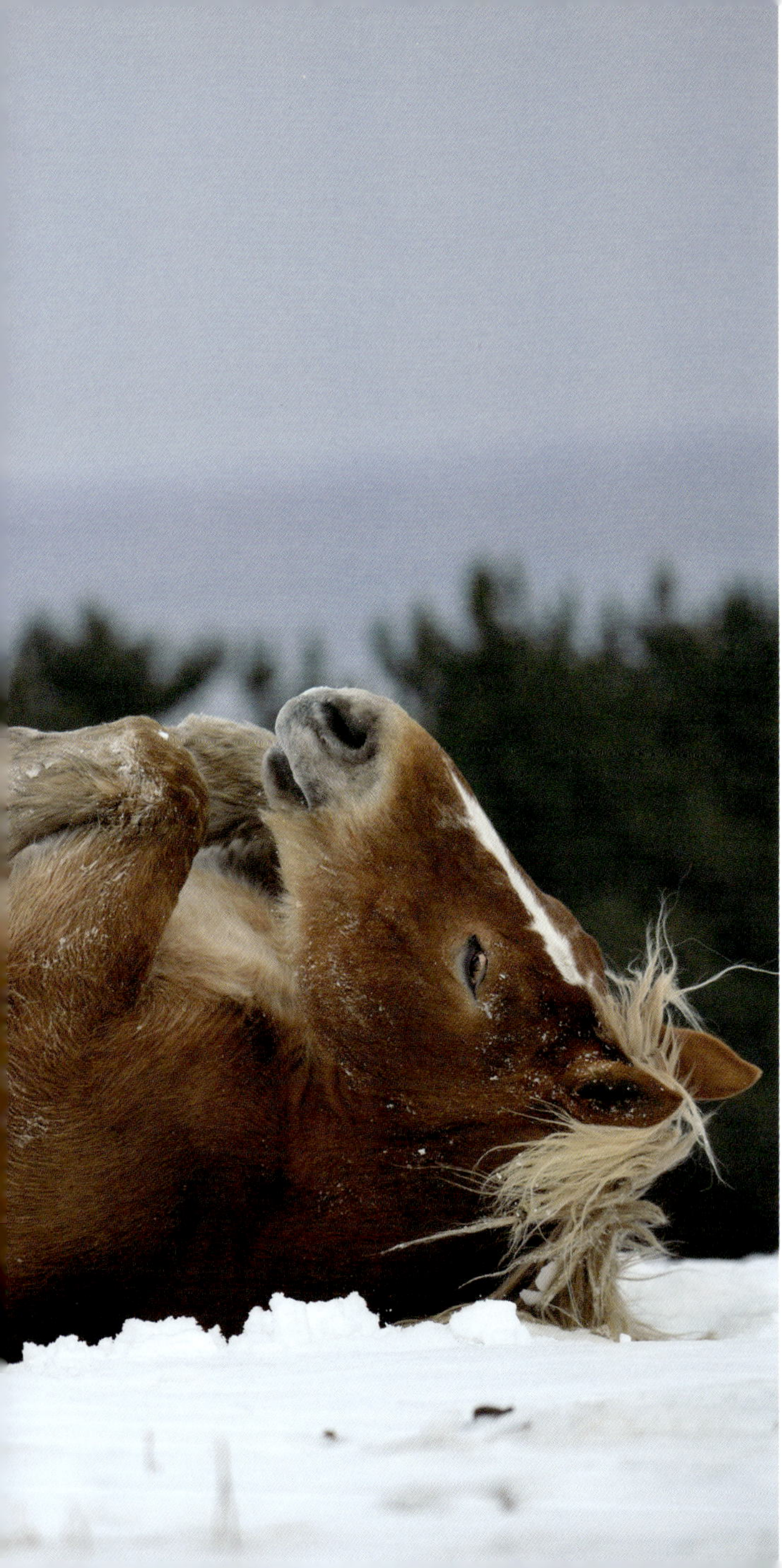

No.5

病気や事故で手足を失った方の約70％は、

「存在しない手足が痛む」。

患部がなかったとしても、脳は痛みを感じるのです。

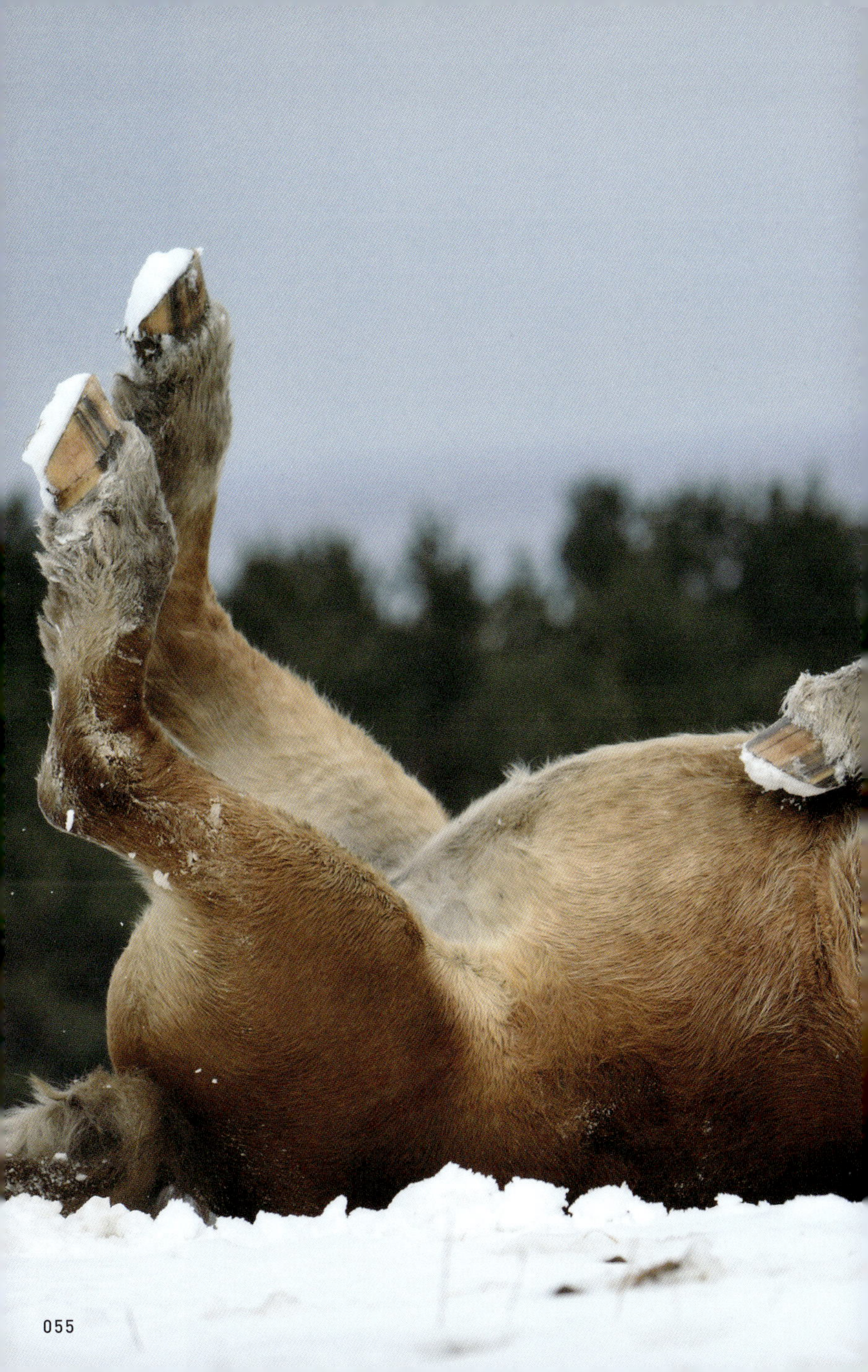

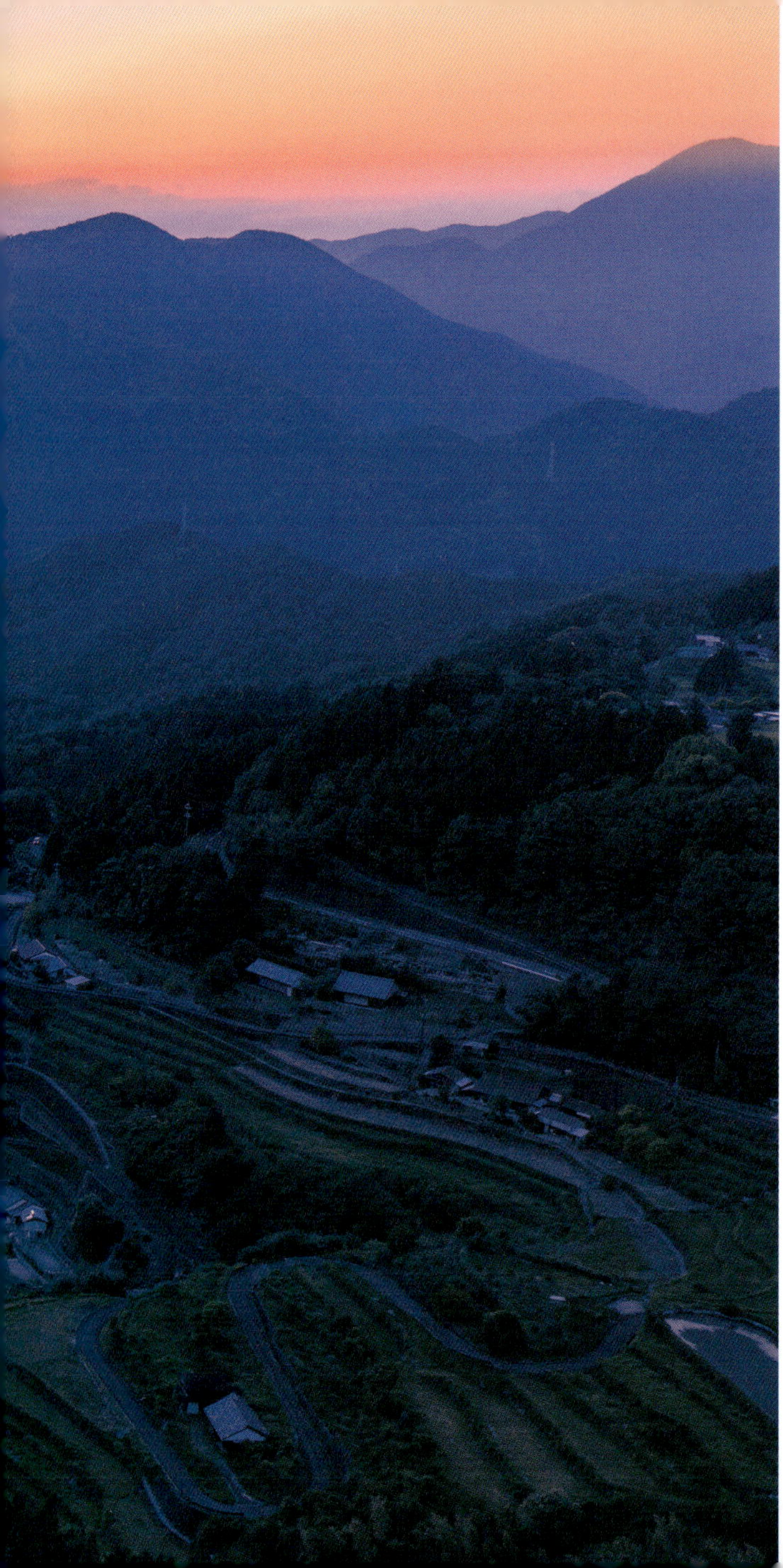

No.6

今、あなたに痛みが続いていたとしても、
カラダには何の異常もないのだから、
心配することは一切ありません。

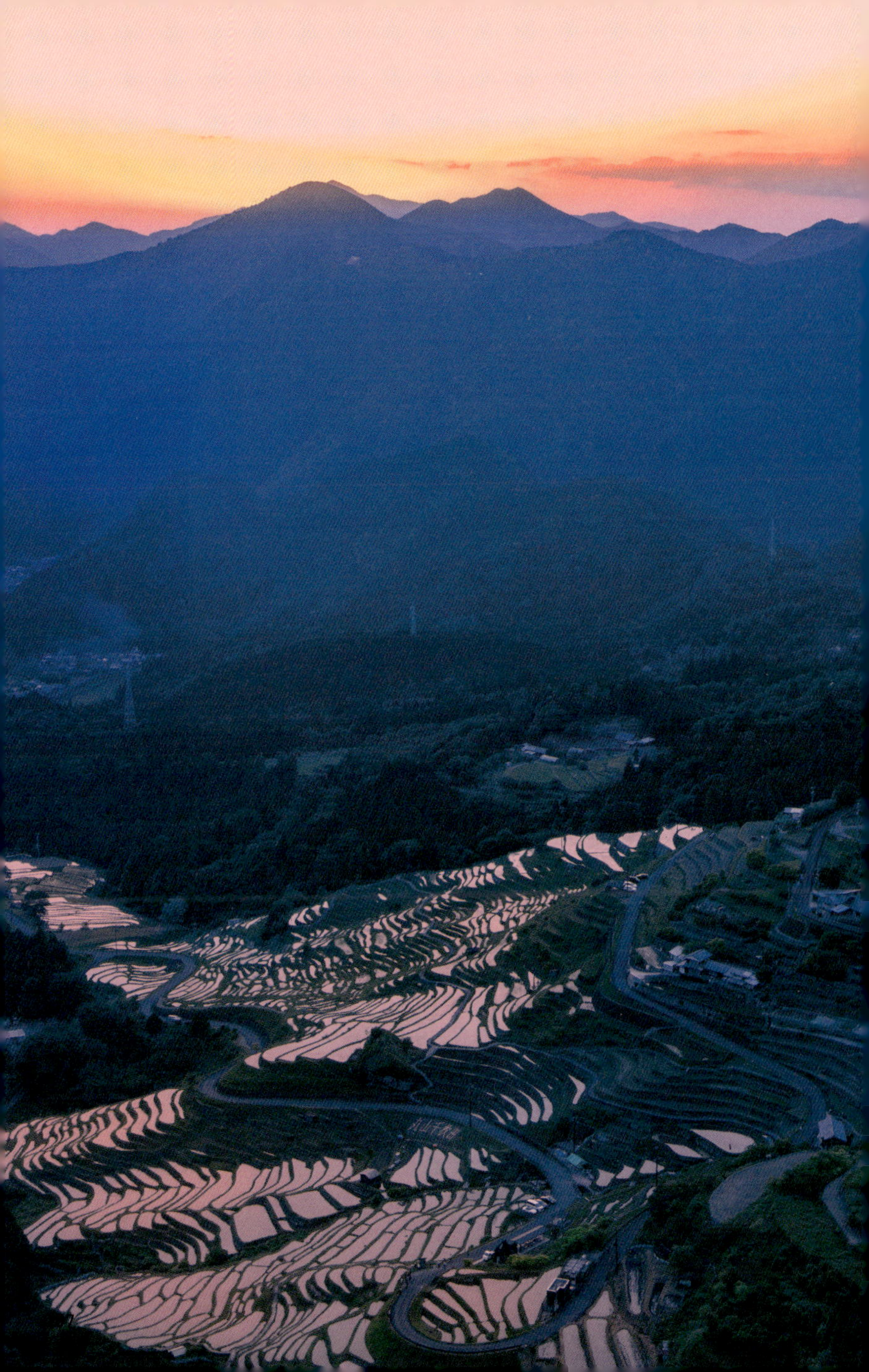

STEP2【脳が元気になる写真】の特徴と見方

※豪快な動きや水しぶき、キラキラした日差しなど、明るい気持ちになれる写真は、脳の働きを元気にしてくれます。ドーパミンをたくさん分泌させてください。

No.7

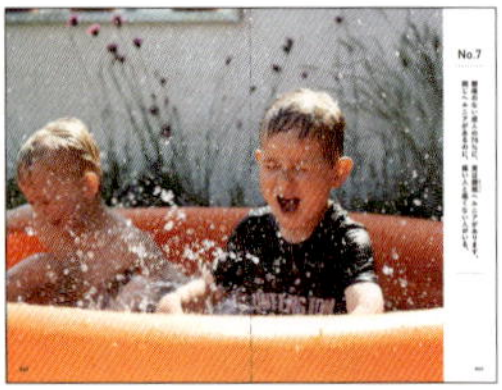

子どもの歓声を思い浮かべながら、平和な時間を感じましょう。

No.8

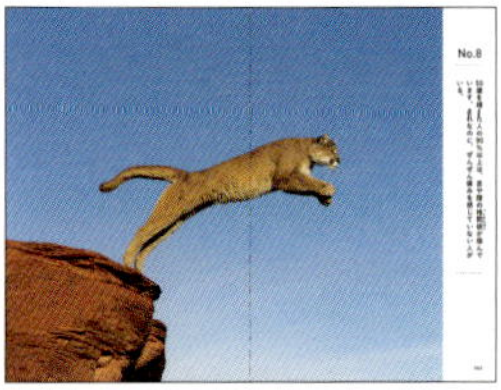

岩から岩へジャンプ！　元気な動きは、脳を元気にしてくれます。

No.9

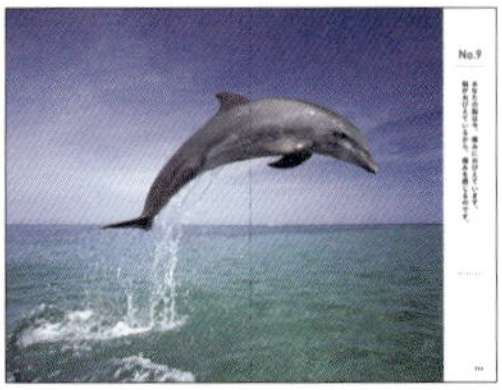

ジャンプ第２弾！　イルカに乗っている自分を想像してみましょう。

No.10

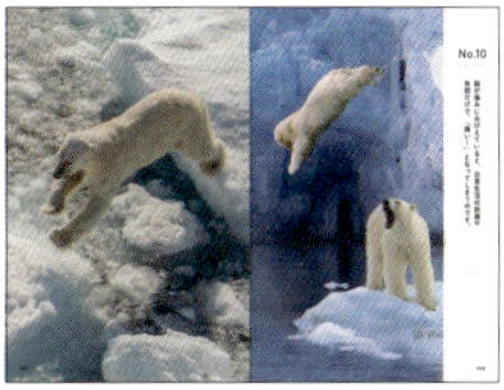

ジャンプ第３弾！　というより落下？　あくび？　それとも遠吠え？

No.11

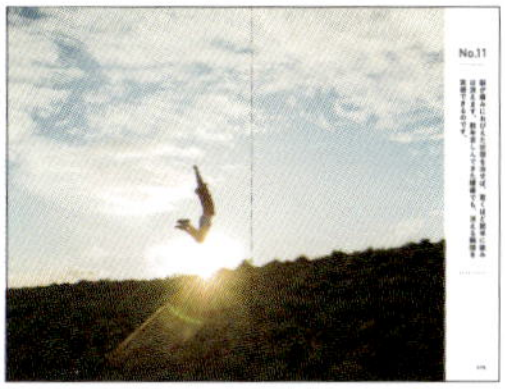

あなたも痛みがとれれば、こんなジャンプができるはずです。

No.12

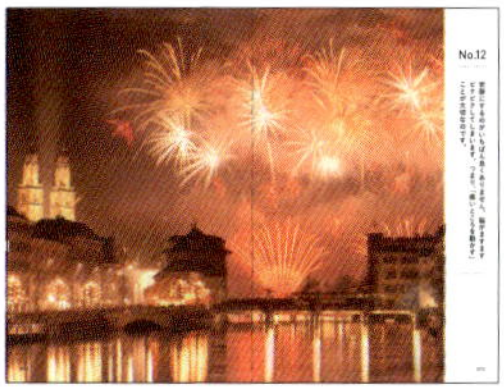

ド派手な花火！　その迫力を想像すると、胸が高まってきます。

No.13

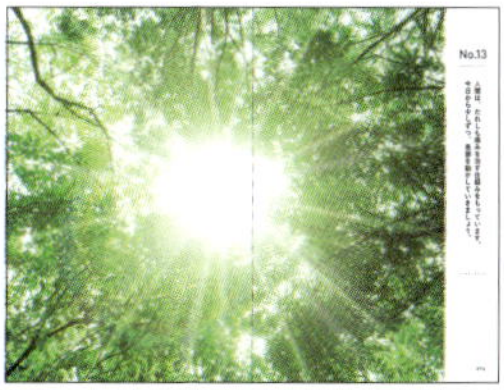

明るい木《こ》漏《も》れ日。全身に光を浴びて、ゆっくりと深呼吸しましょう。

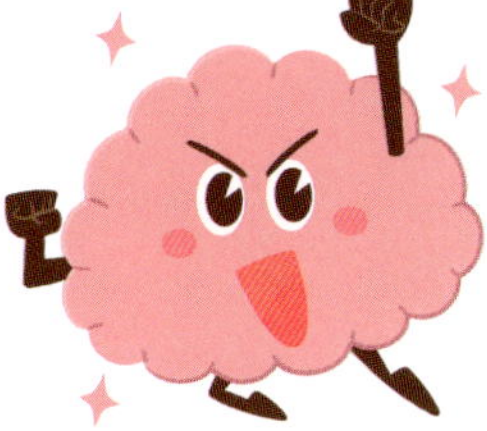

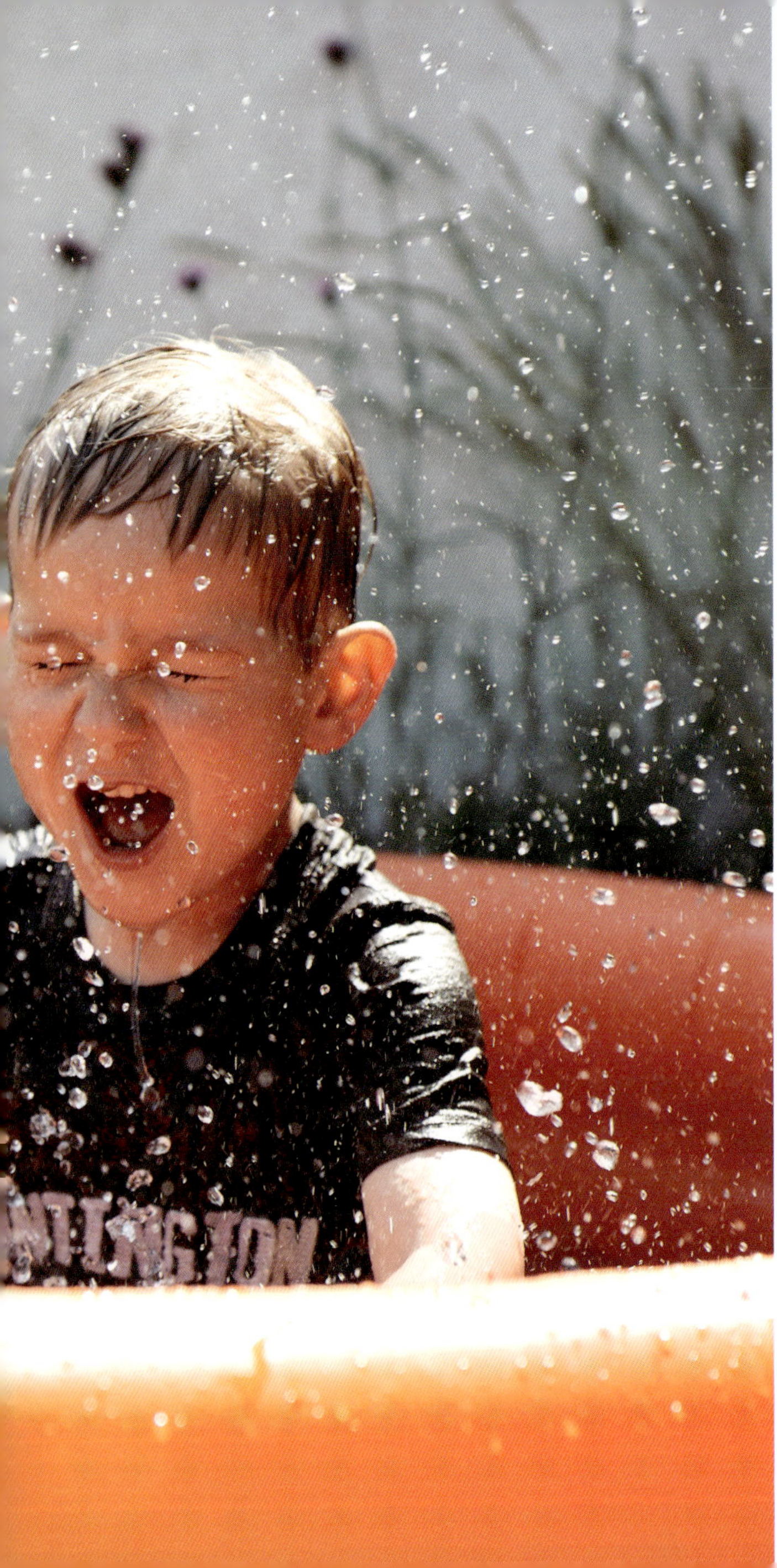

No.7

腰痛のない成人の76％に、実は腰椎《ようつい》ヘルニアがあります。
同じヘルニアがあるのに、痛い人と痛くない人がいる。

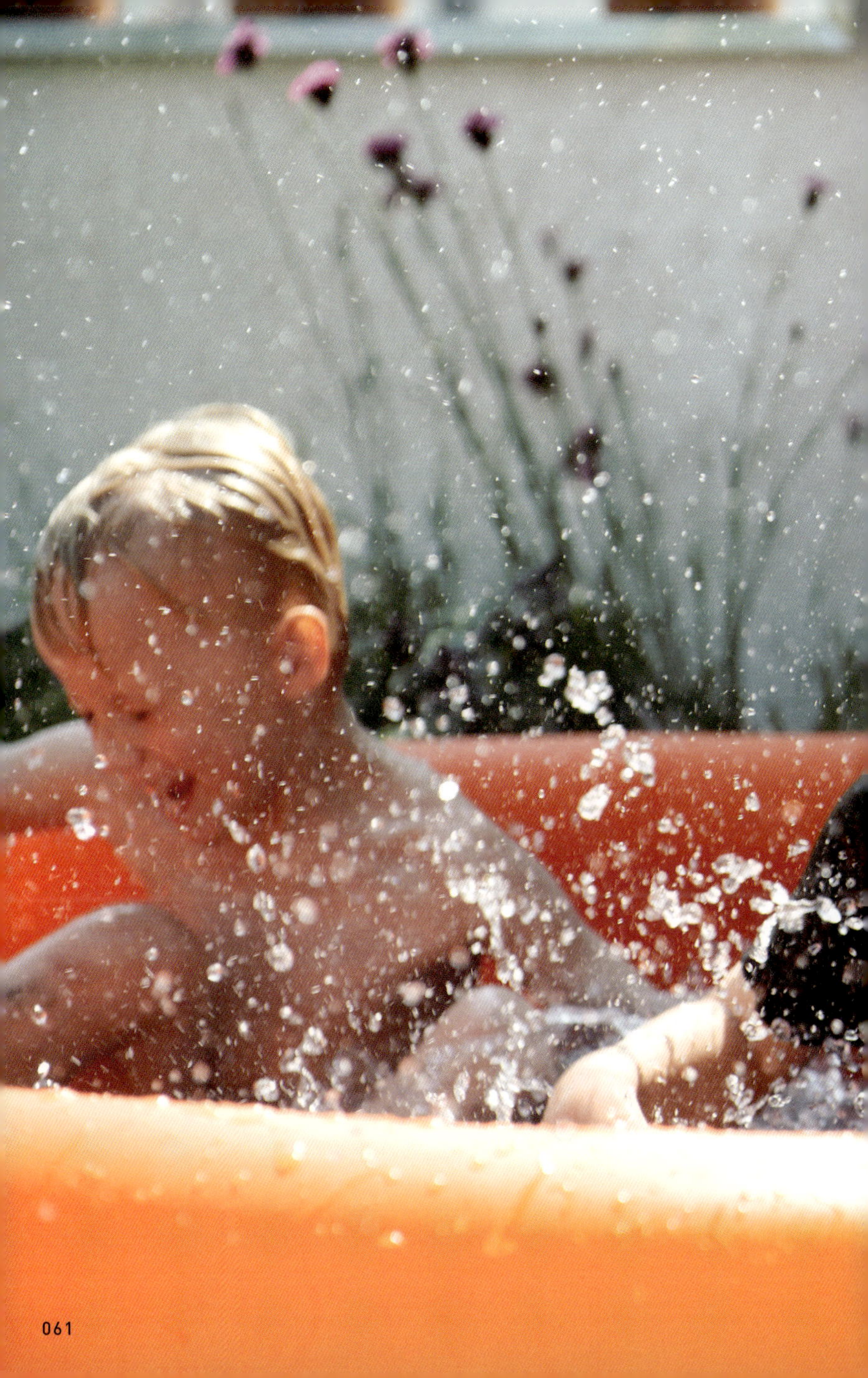

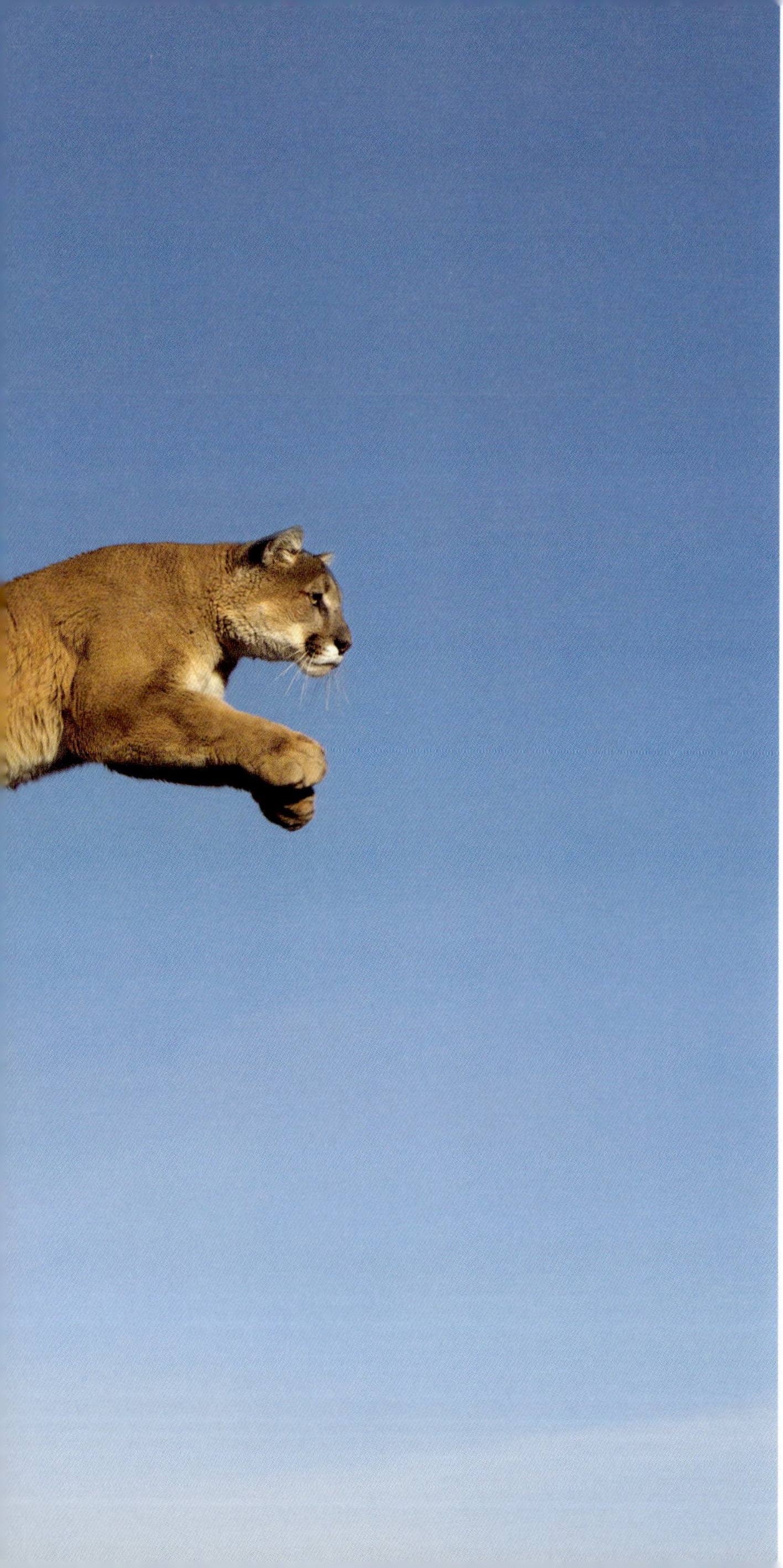

No.8

50歳を超えた人の90％以上は、首や腰の椎間板《ついかんばん》が傷んでいます。それなのに、ぜんぜん痛みを感じていない人がいる。

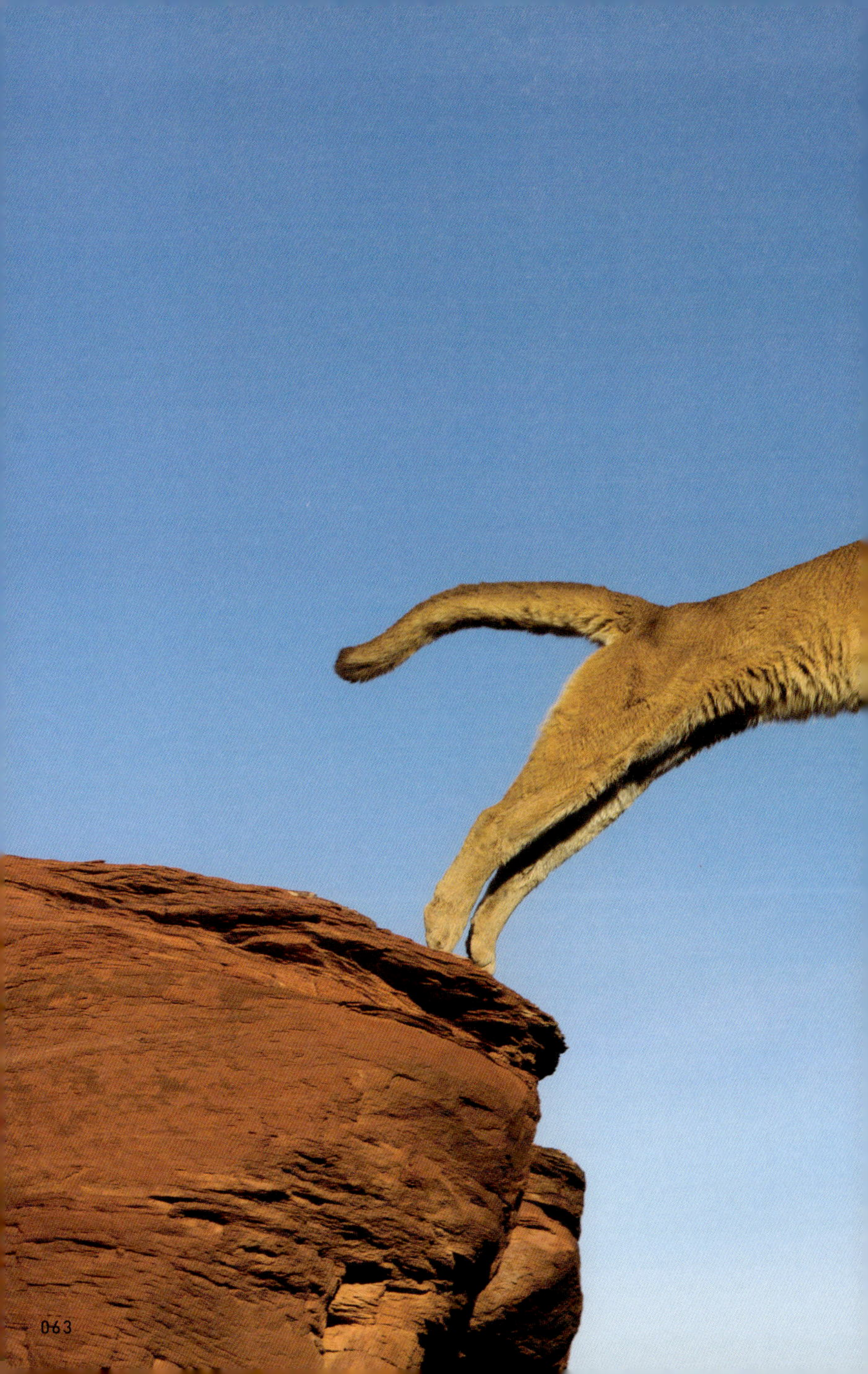

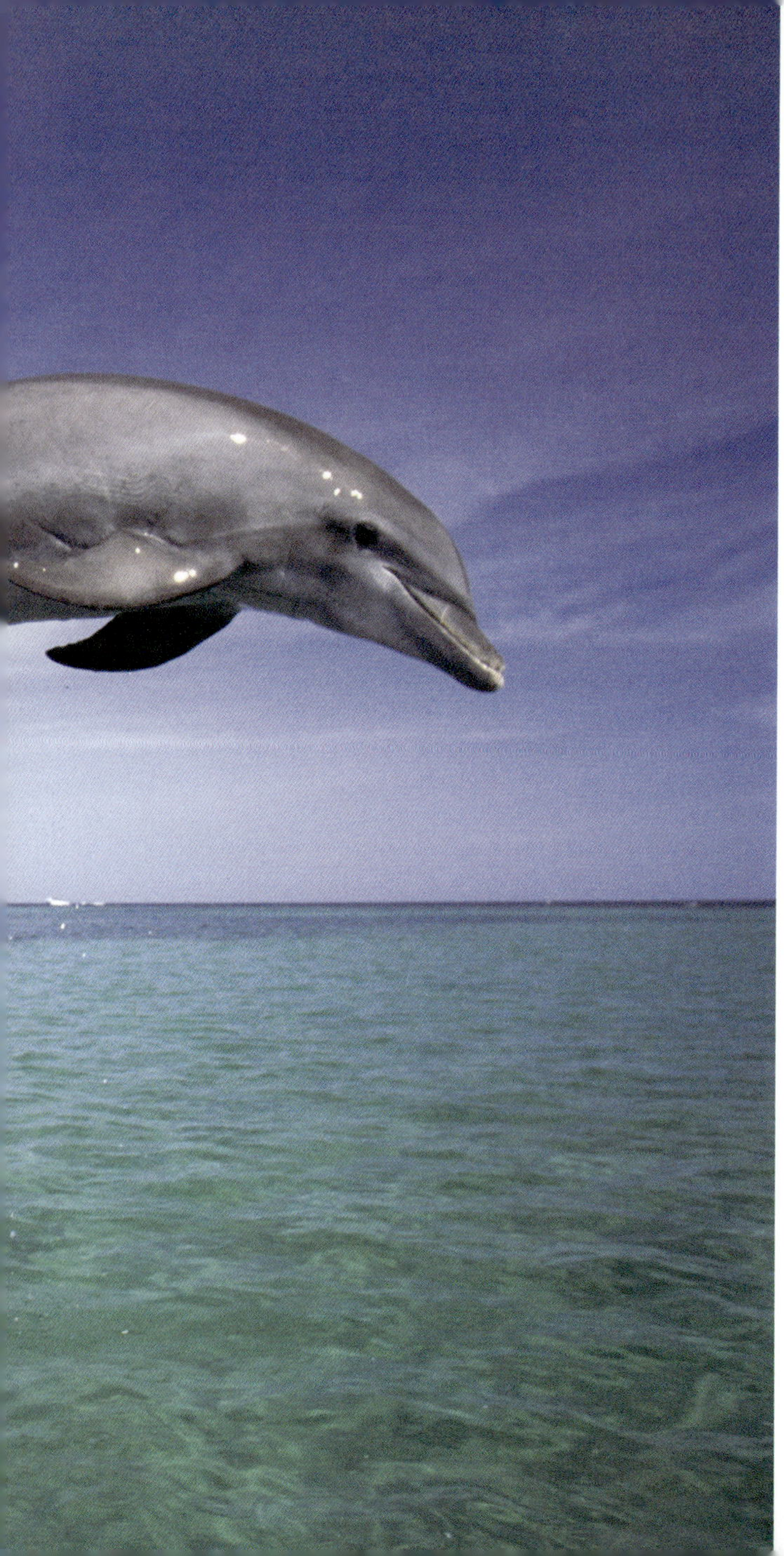

No.9

あなたの脳は今、痛みにおびえています。
脳がおびえているから、痛みを感じるのです。

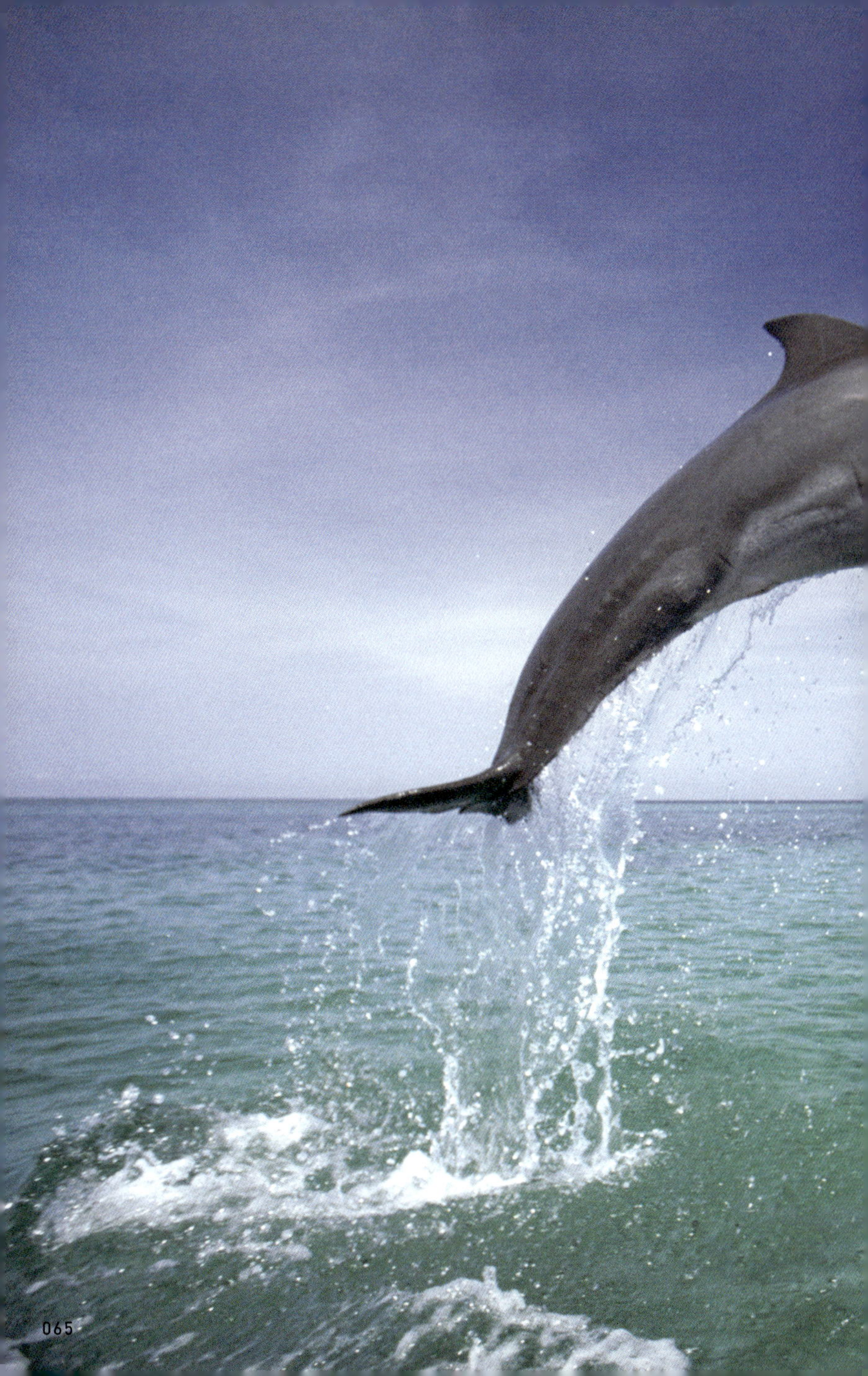

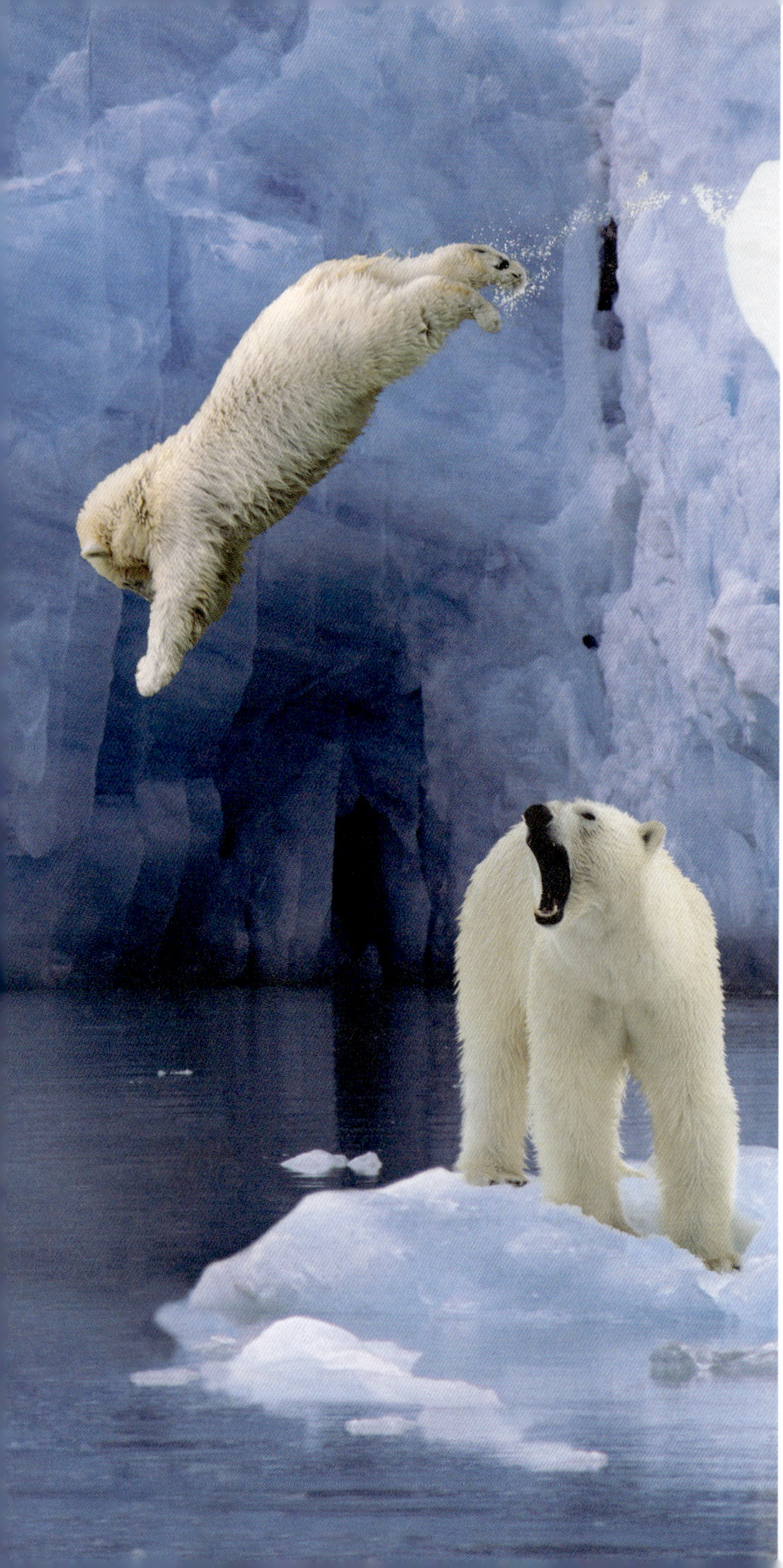

No.10

脳が痛みにおびえていると、
日常生活のちょっとした刺激や負担だけで、
「痛い！」となってしまうのです。

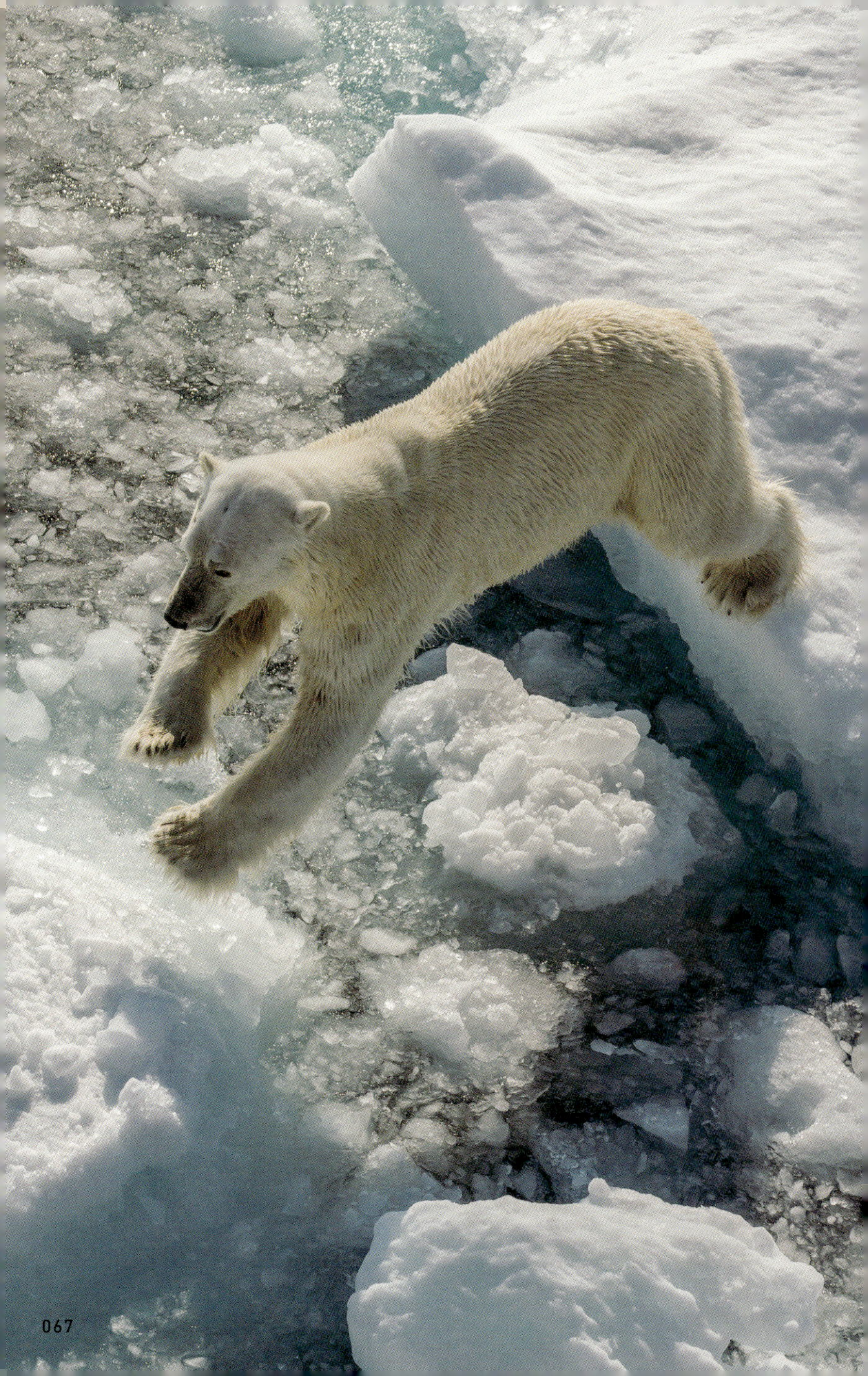

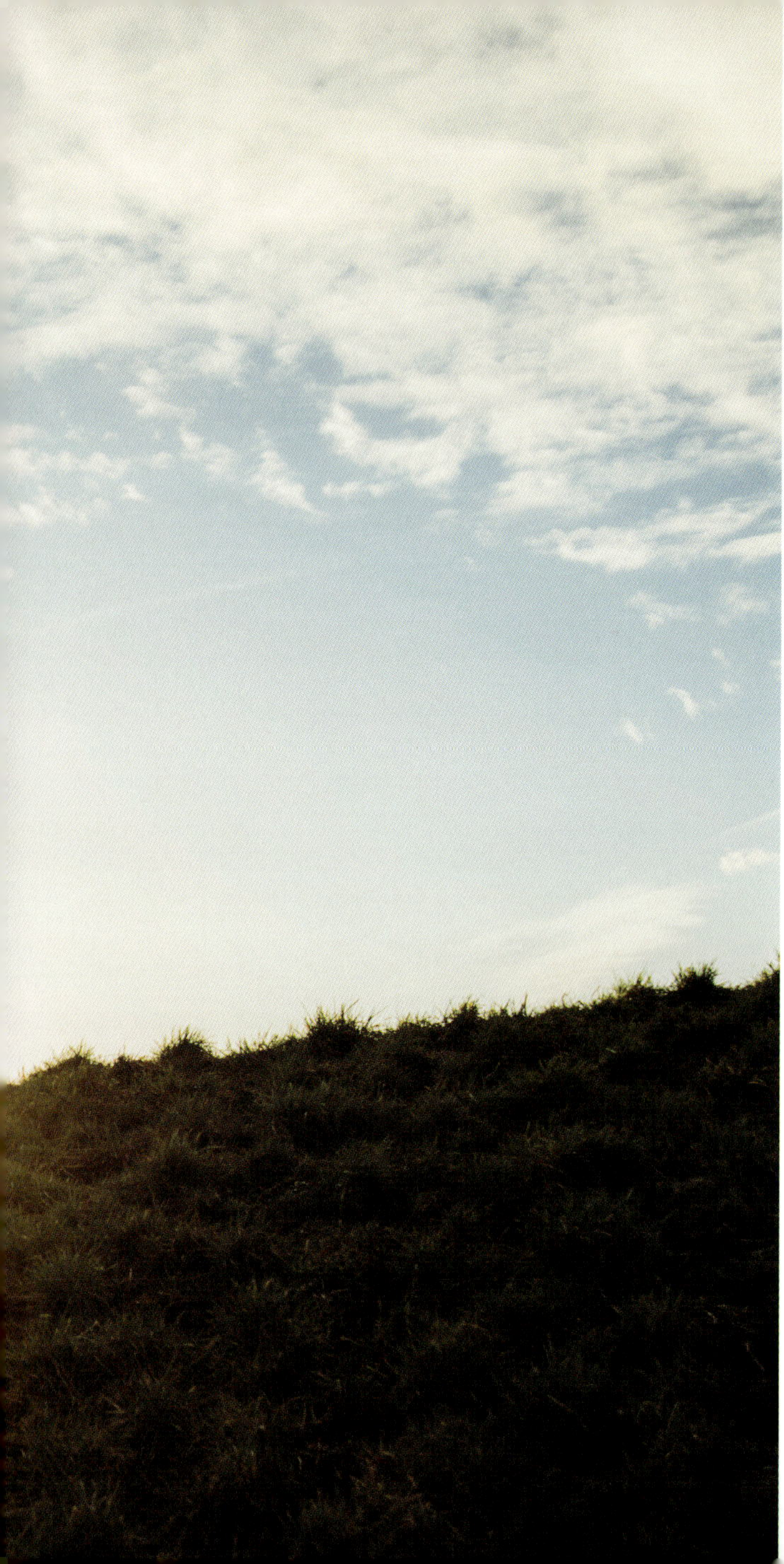

No.11

脳が痛みにおびえた状態を治せば、驚くほど簡単に痛みは消えます。数年苦しんできた腰痛でも、消える瞬間を実感できるのです。

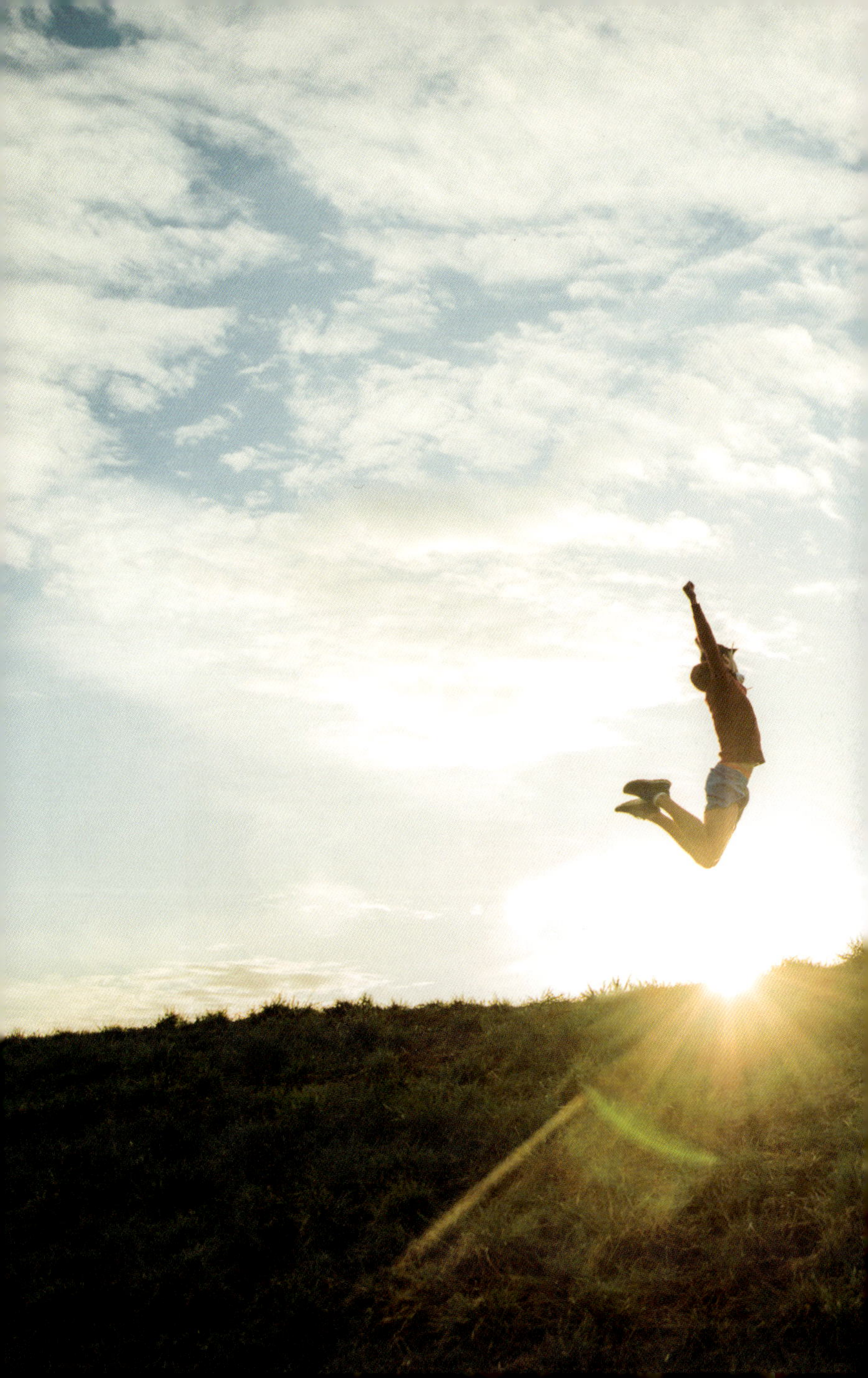

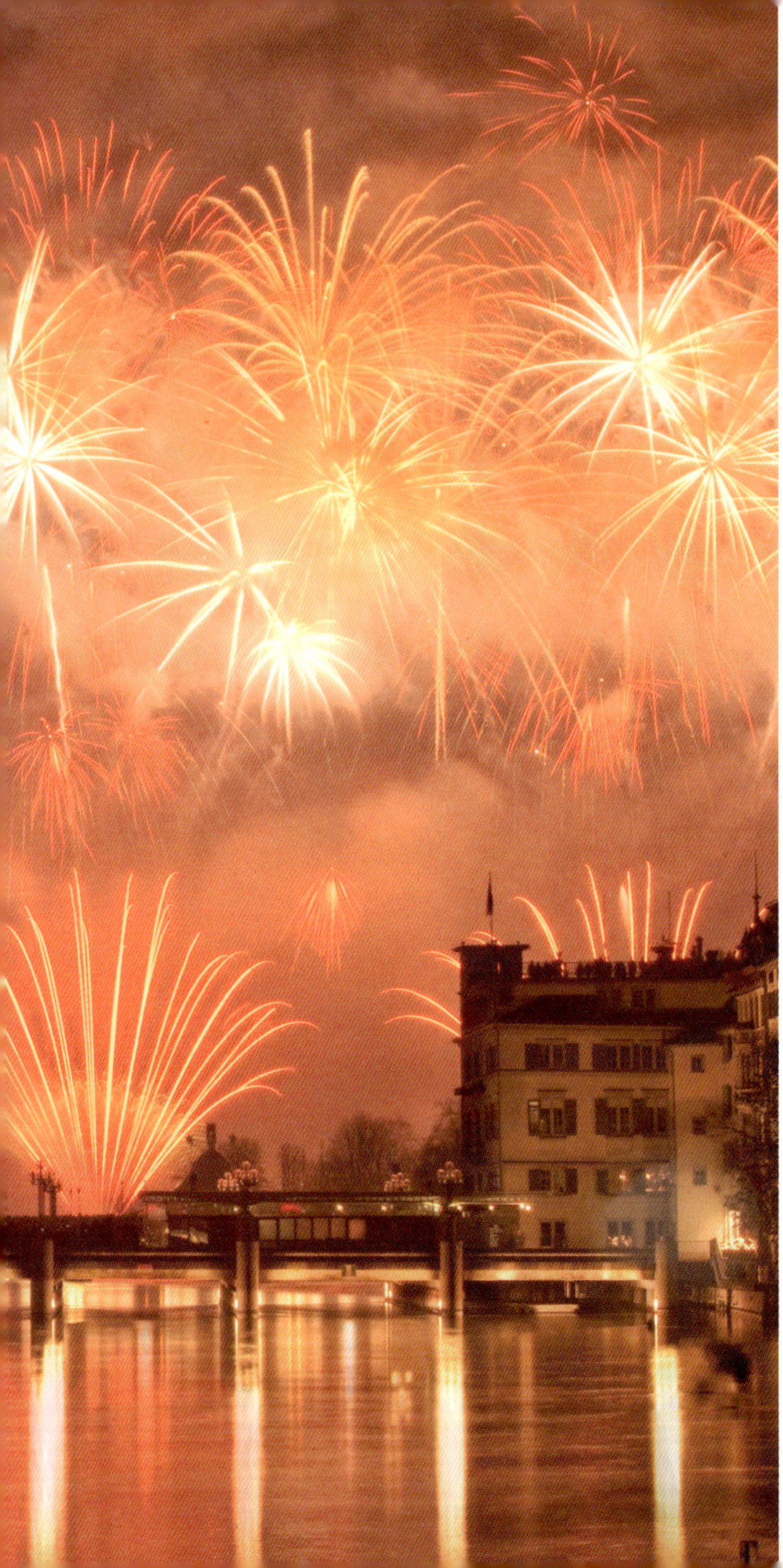

No.12

安静にするのがいちばん良くありません。脳がますますビクビクしてしまいます。それより、あえて「痛いところを動かす」ことが大切なのです。

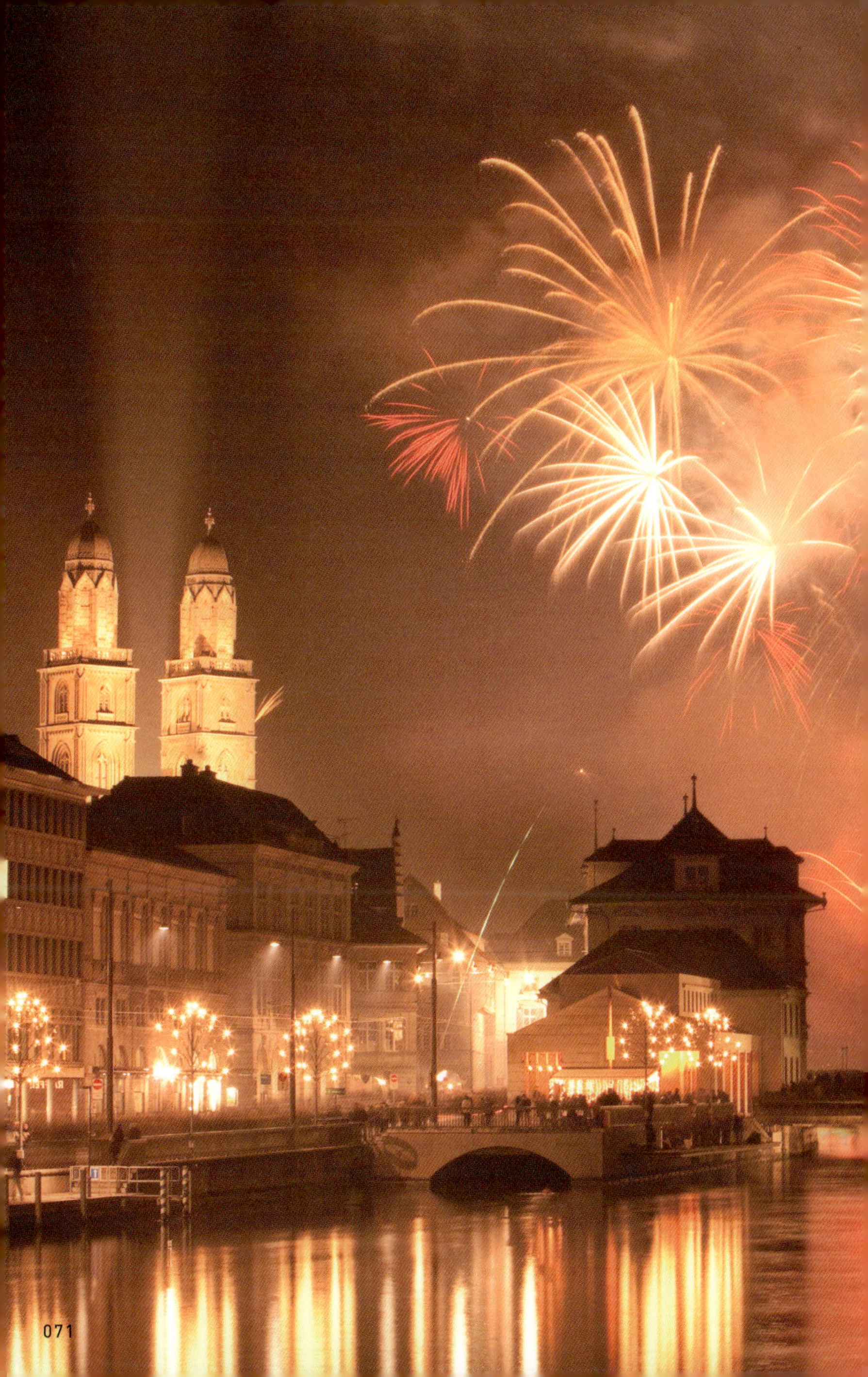

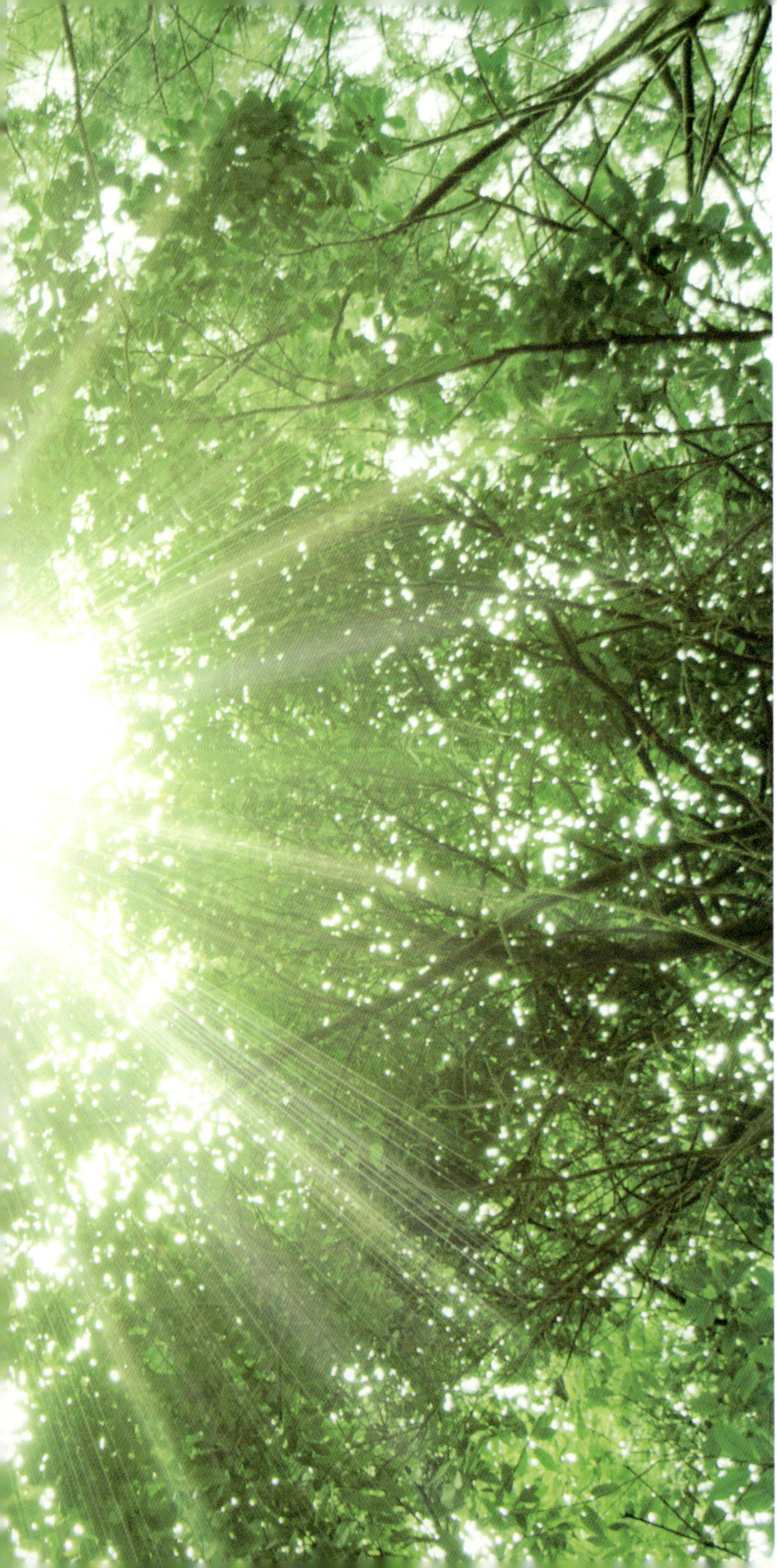

No.13

人間は、だれしも痛みを治す仕組みをもっています。
今日から少しずつ、患部を動かしていきましょう。

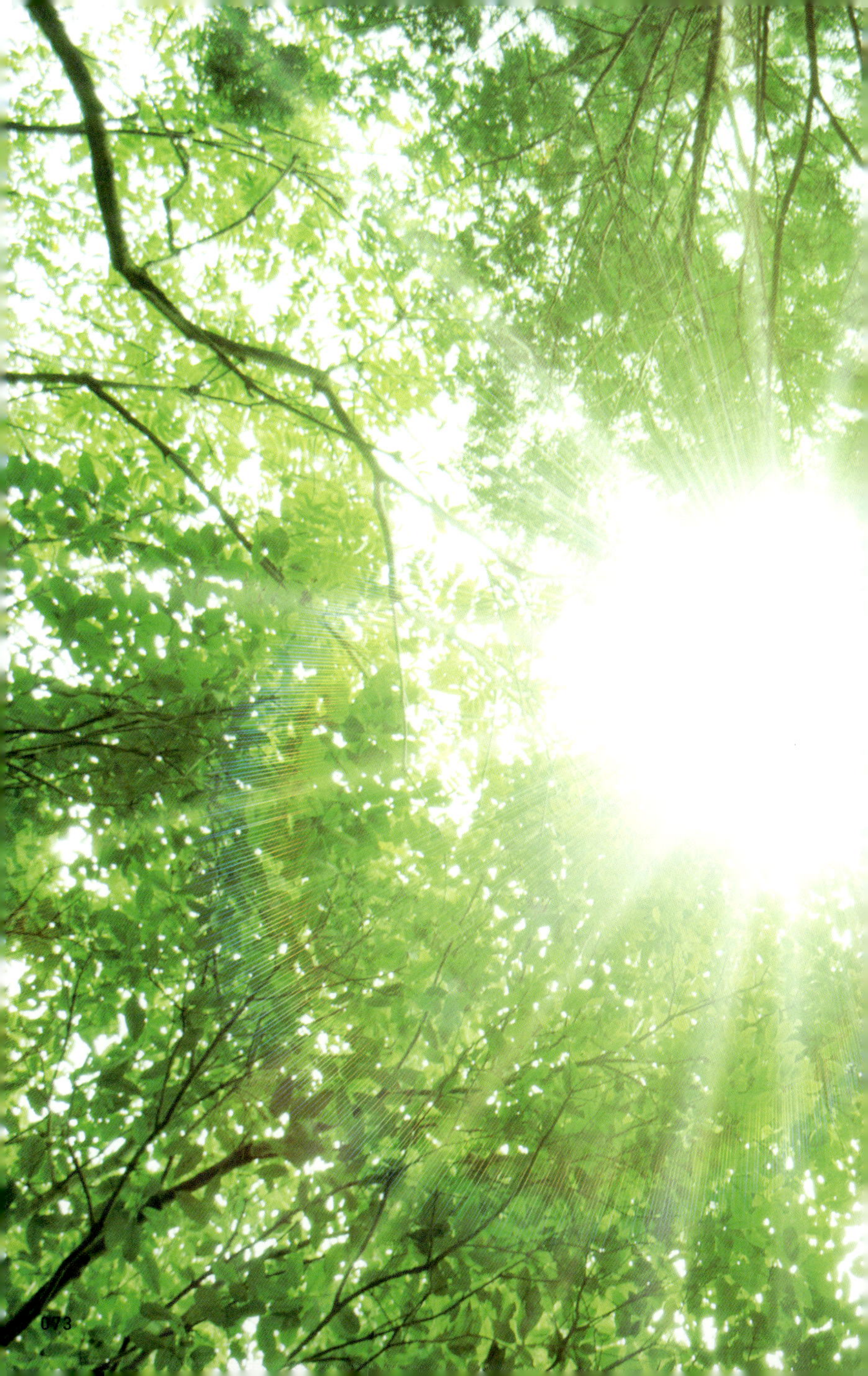

STEP3【脳が喜ぶゲーム写真】の特徴と見方

※写真に集中しゲームクリア！
達成感を得ることで側坐核が活性化されます。

No.14

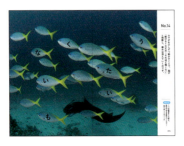

魚たちに書かれた7つの文字を順番に目で追い、意味が通じる文章を作りましょう。

No.15

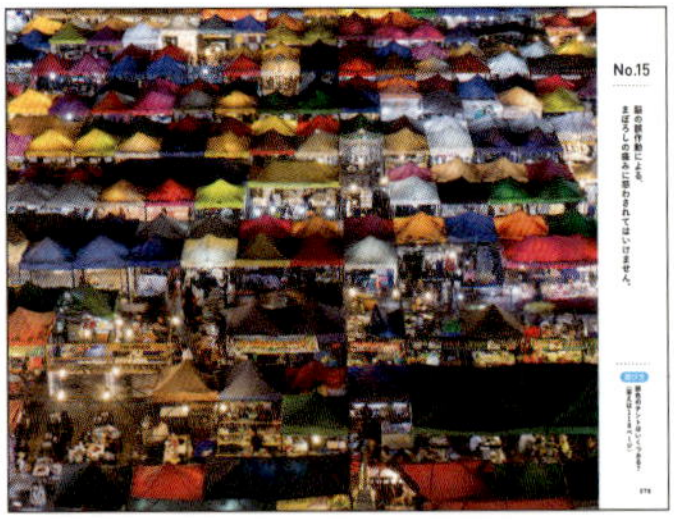

緑色のテントはいくつあるでしょう？　緑色が隣り合っていてわかりにくい場合は、2つでカウントしてください。

No.16

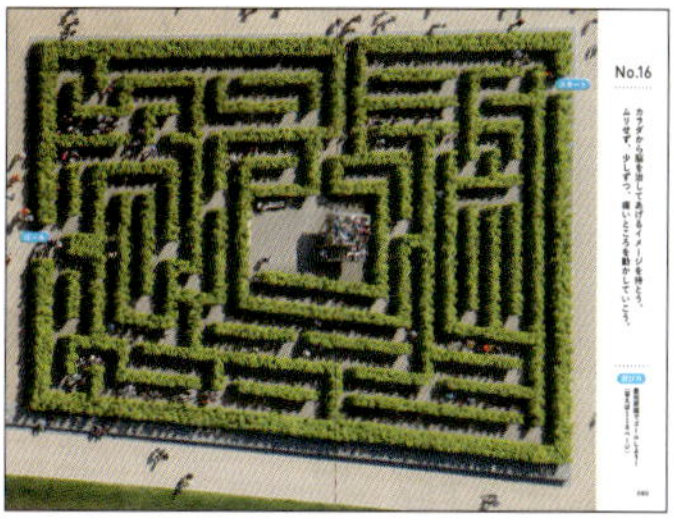

スタートからゴールまでの迷路ゲーム。集中してゴールまでたどり着きましょう。

No.17

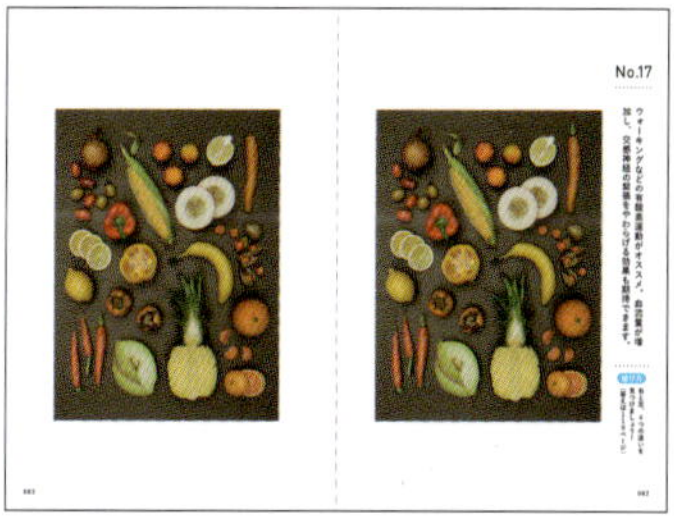

右と左の写真で異なる部分を探してみましょう。全部で４つあります。

No.18

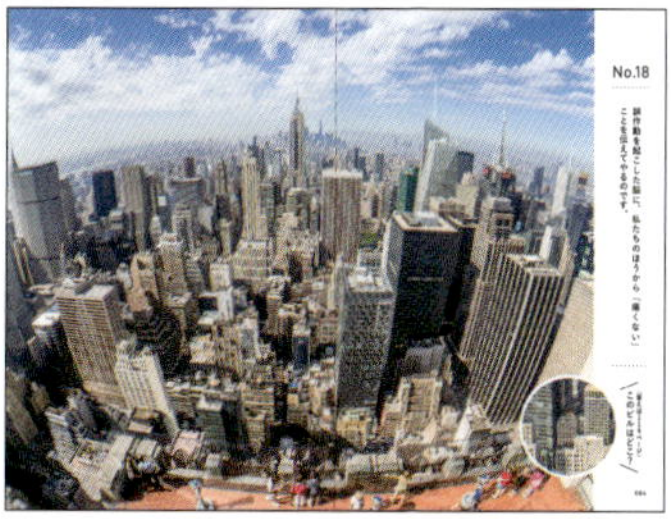

「このビルを探せ！」ゲーム。指定したビルを集中して探してください。

No.19

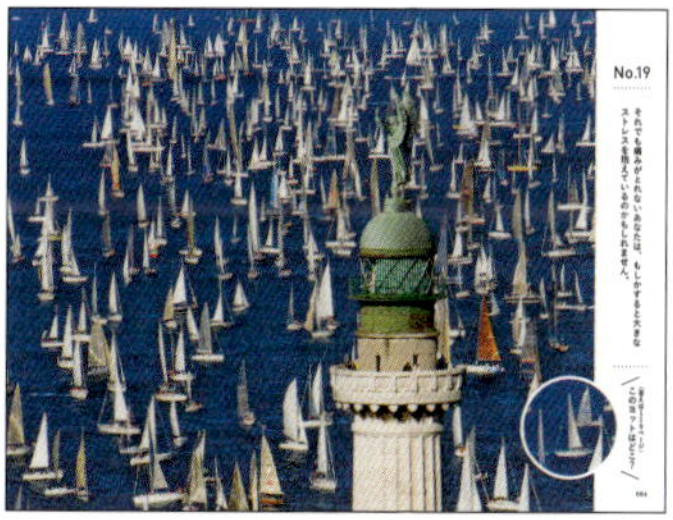

「このヨットを探せ！」ゲーム。指定したヨットはどこにあるでしょう？

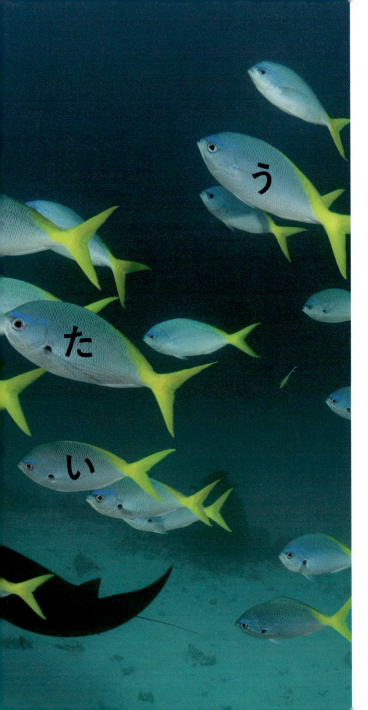

No.14

カラダを少しずつ動かすことで、脳が「動ける＝大丈夫＝それほど痛くない」と判断し、痛みは消えていくのです。

遊び方

7つの順番を入れ替え、意味のある文章をつくろう！（答えは118ページ）

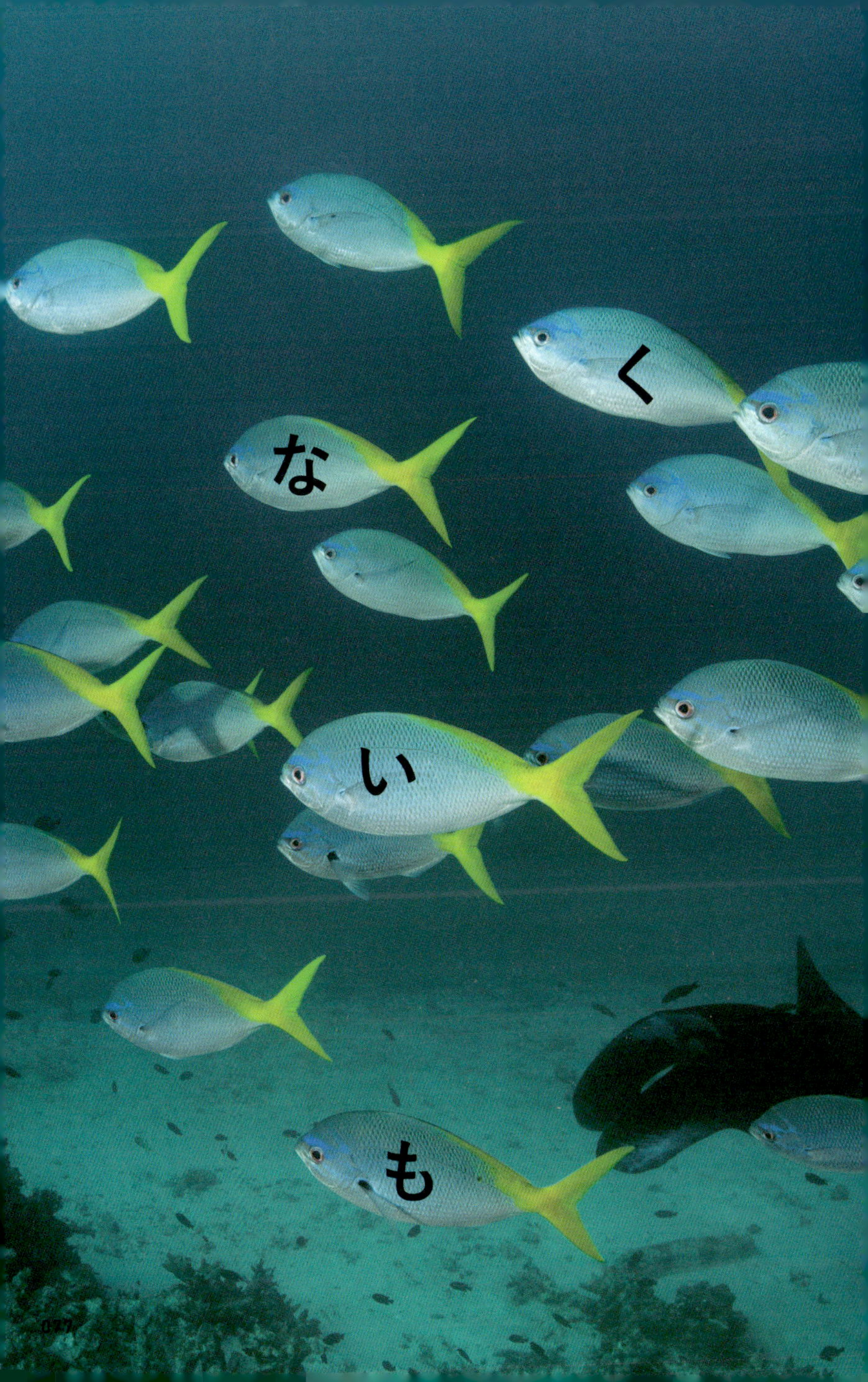
く
な
い
も

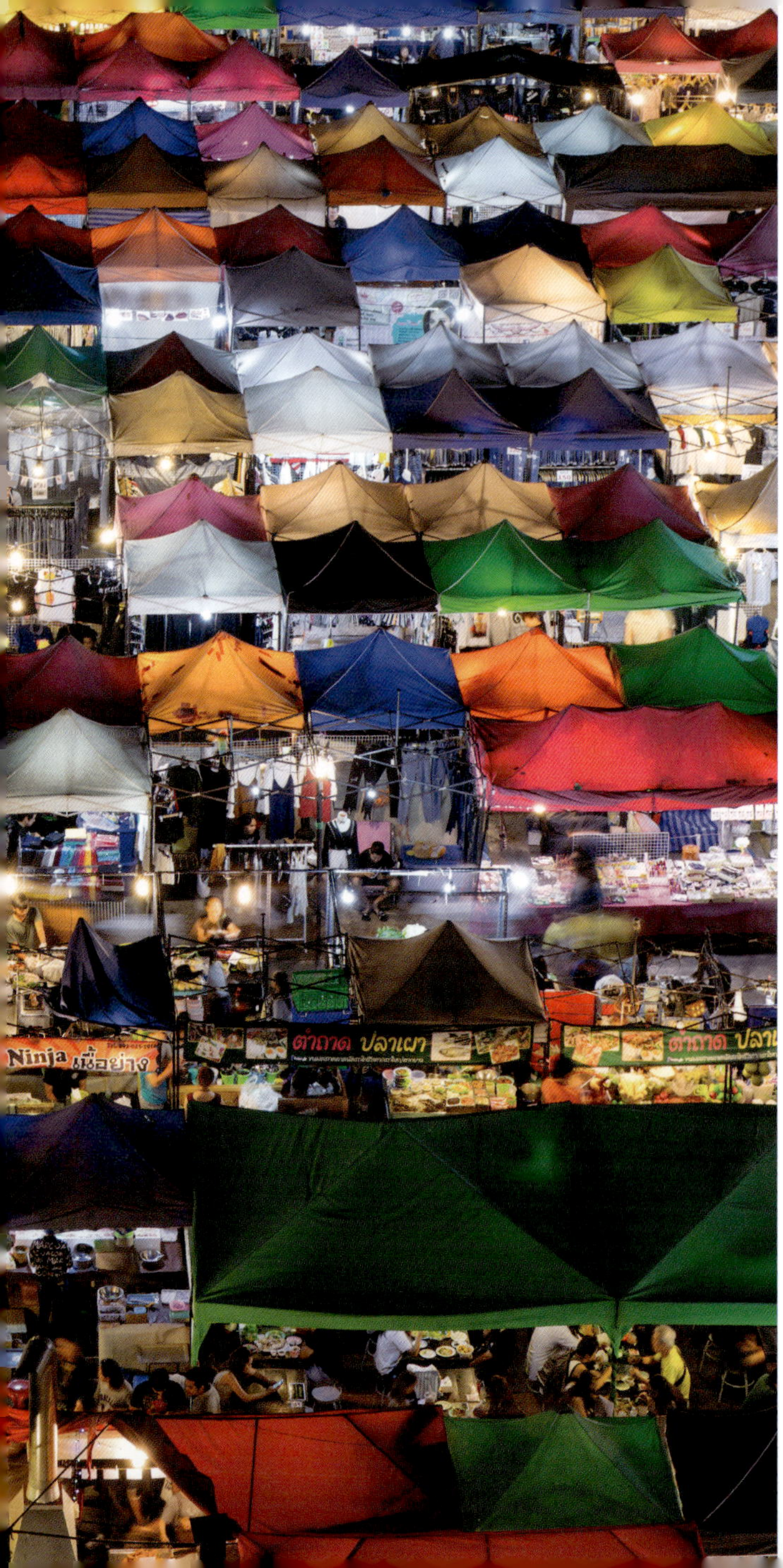

No.15

脳の誤作動による、
まぼろしの痛みに惑わされてはいけません。

遊び方

緑色のテントはいくつある？
（答えは118ページ）

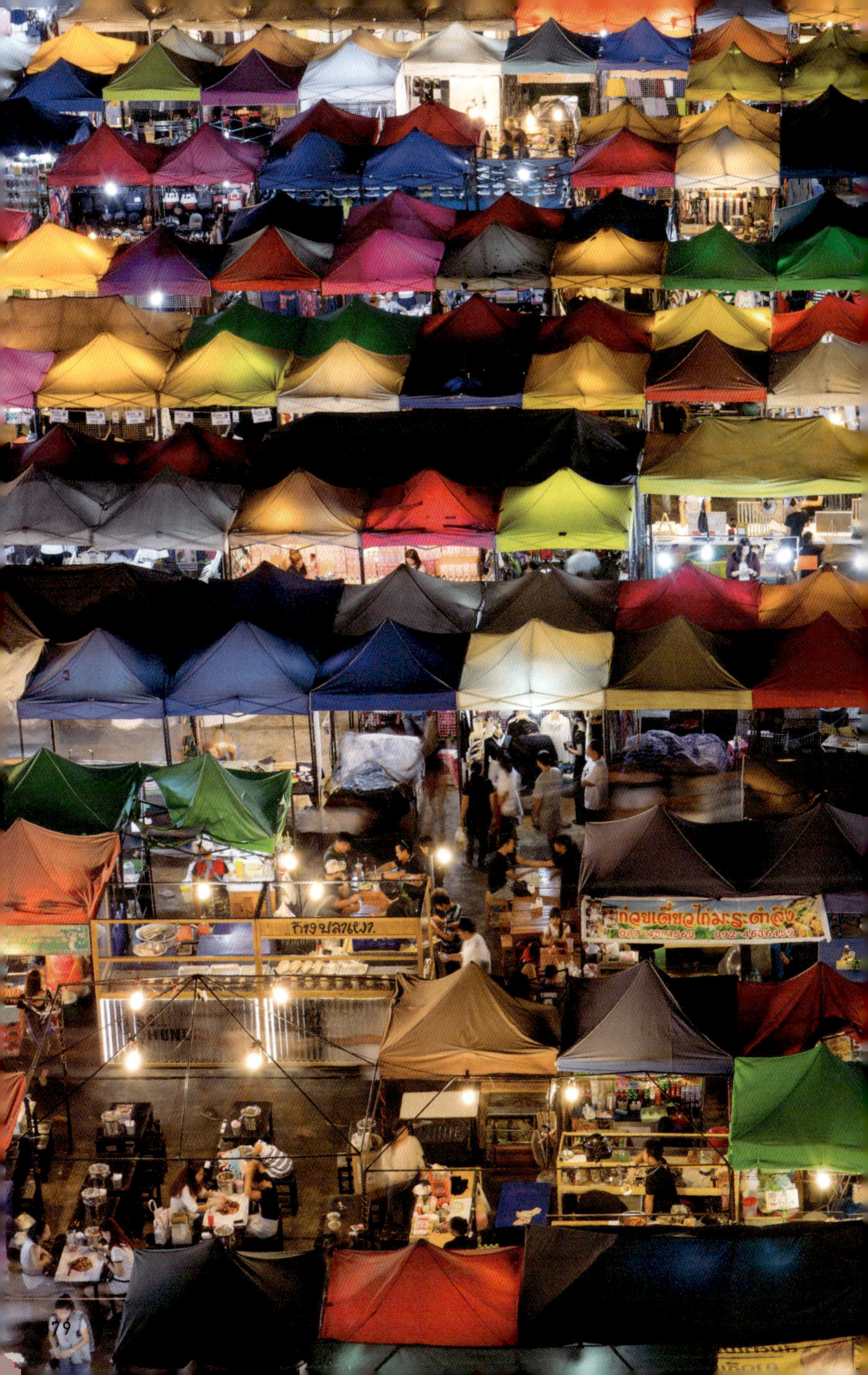
ก๋วยเตี๋ยวไก่มะระตำลึง
087-4571562 092-4636459

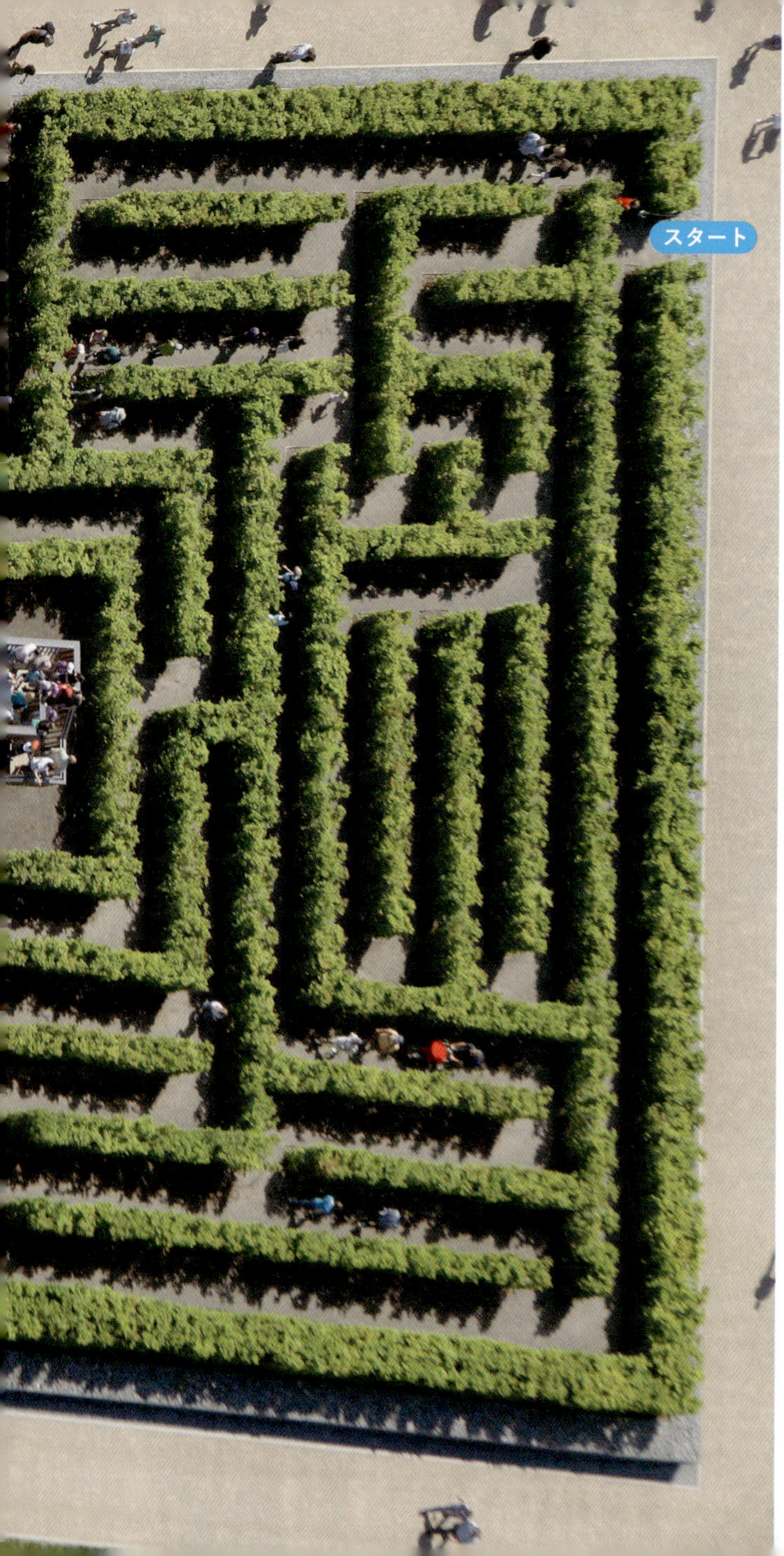

No.16

カラダから脳を治してあげるイメージを持とう。
ムリせず、少しずつ、痛いところを動かしていこう。

遊び方

最短距離でゴールしよう！
（答えは118ページ）

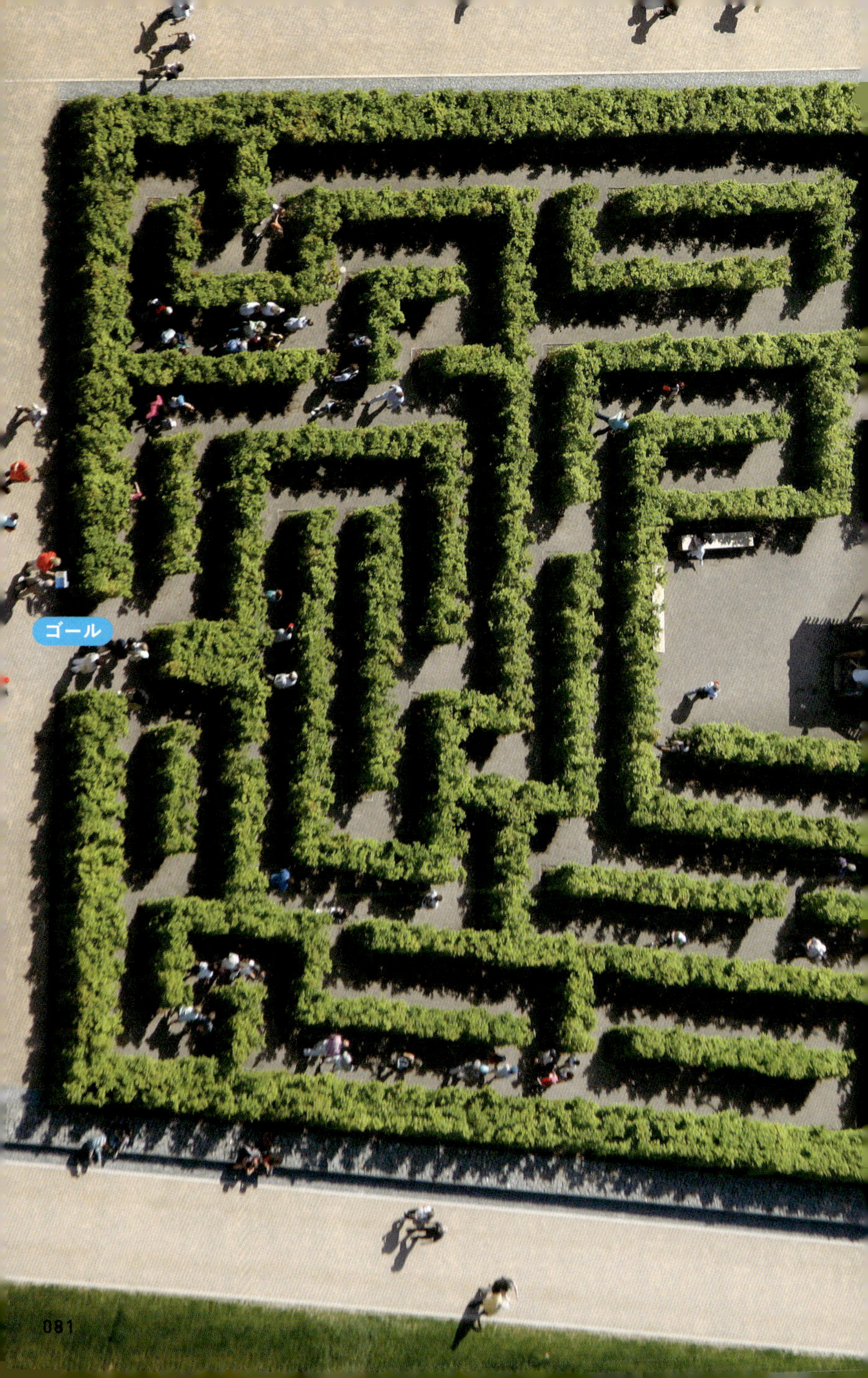
ゴール

No.17

ウォーキングなどの有酸素運動がオススメ。血流量が増加し、交感神経の緊張をやわらげる効果も期待できます。

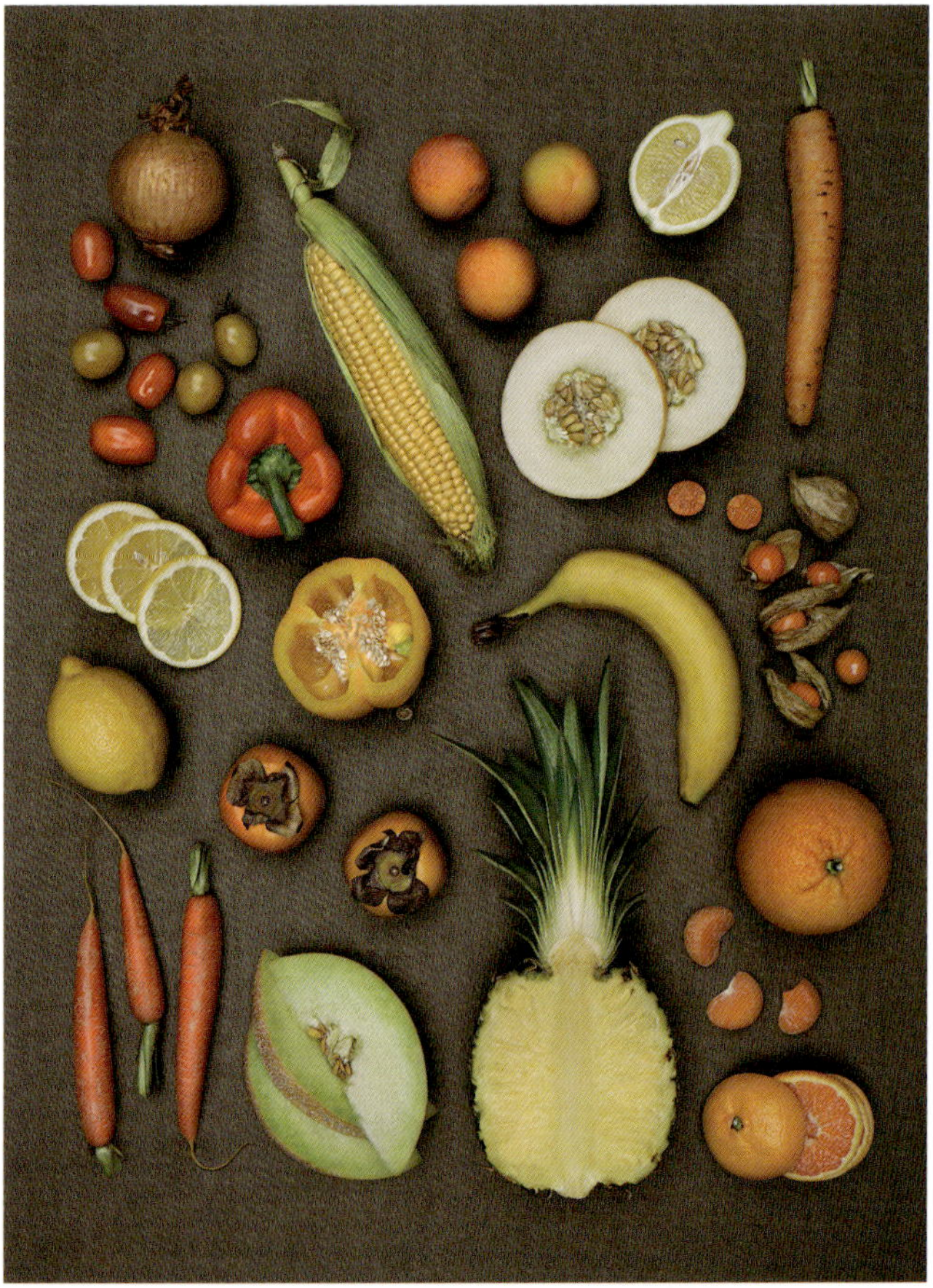

遊び方

右と左、4つの違いを見つけましょう！
（答えは119ページ）

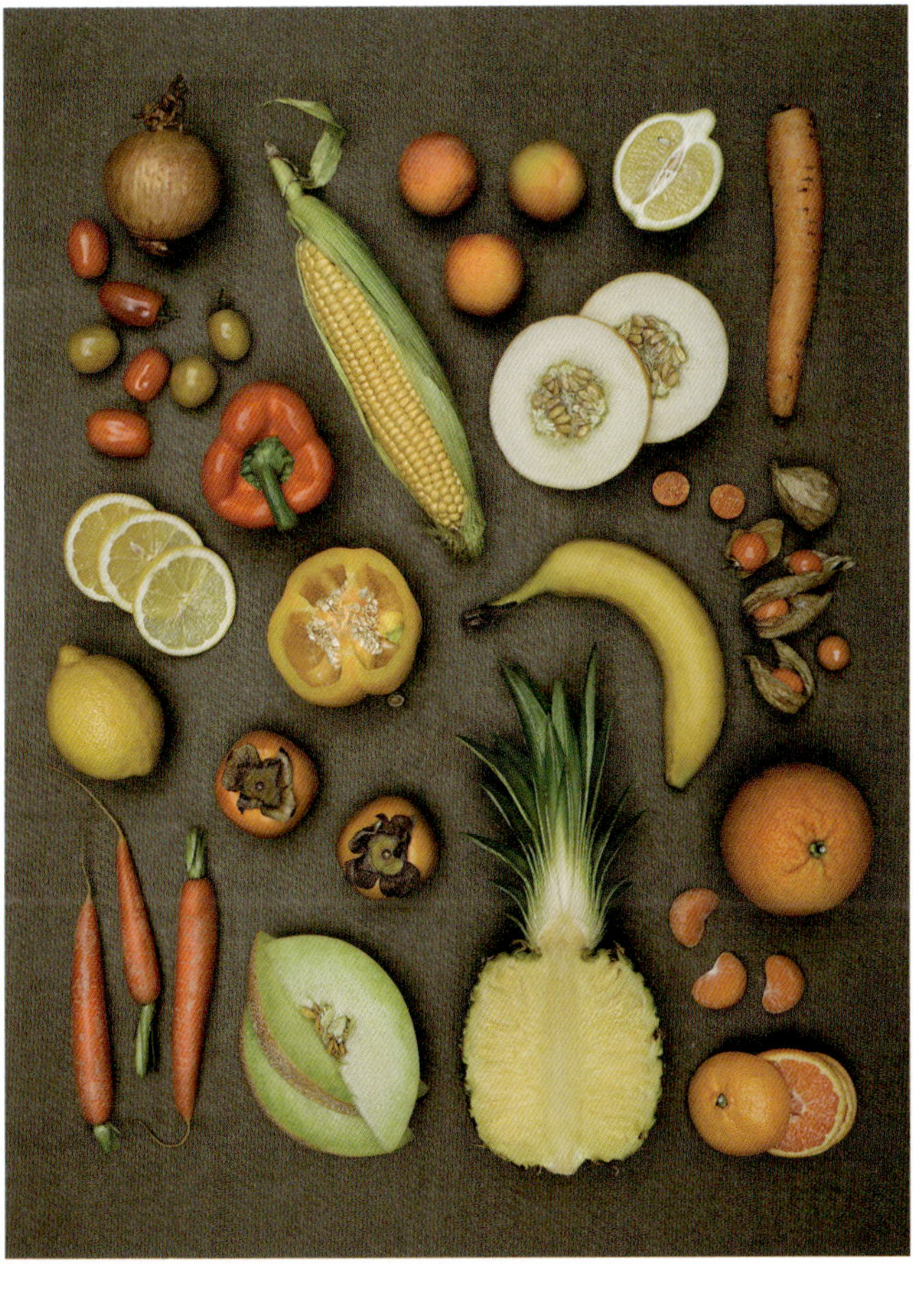

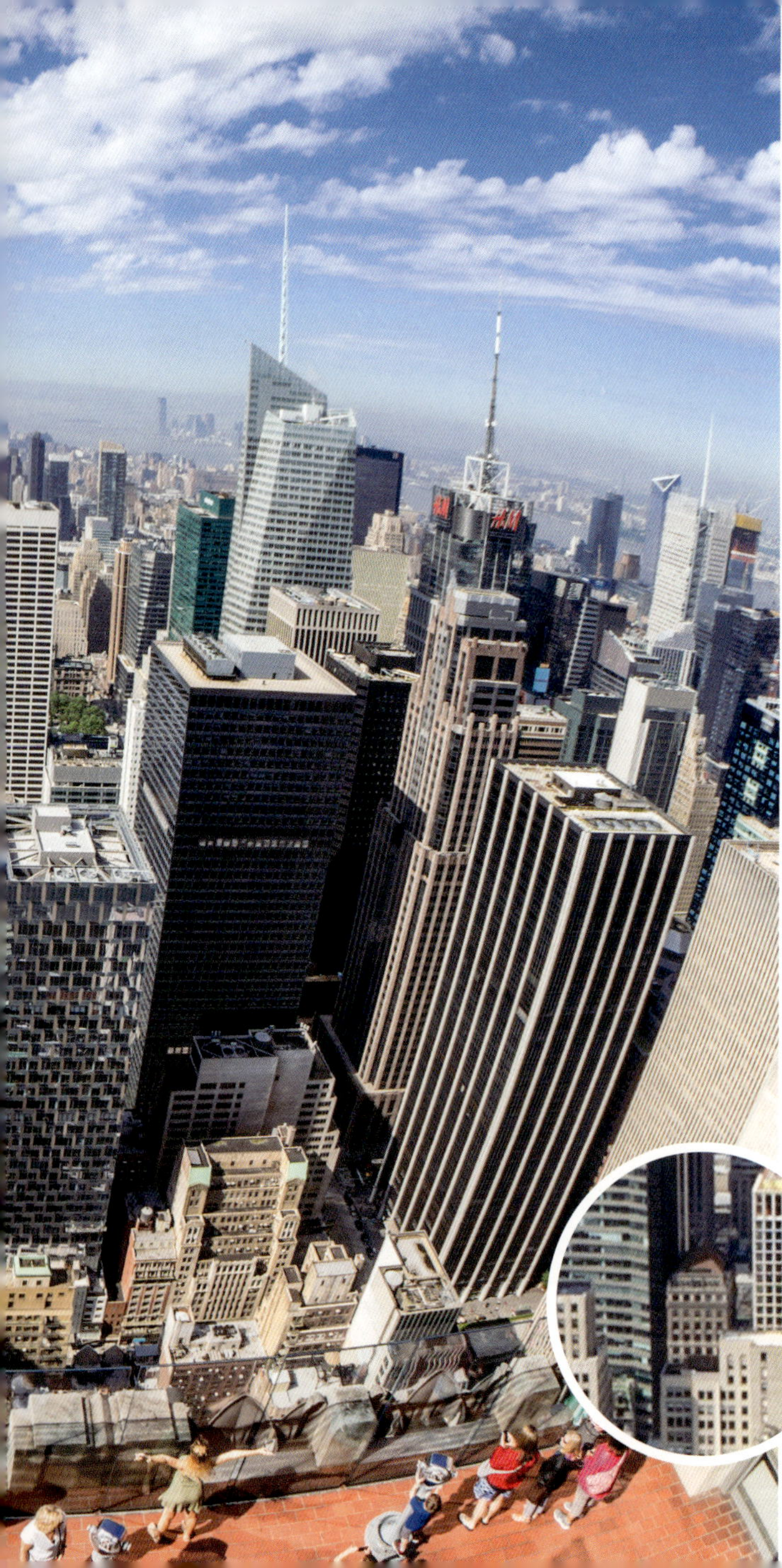

No.18

誤作動を起こした脳に、私たちのほうから「痛くない」ことを伝えてやるのです。

（答えは１１９ページ）
このビルはどこ？

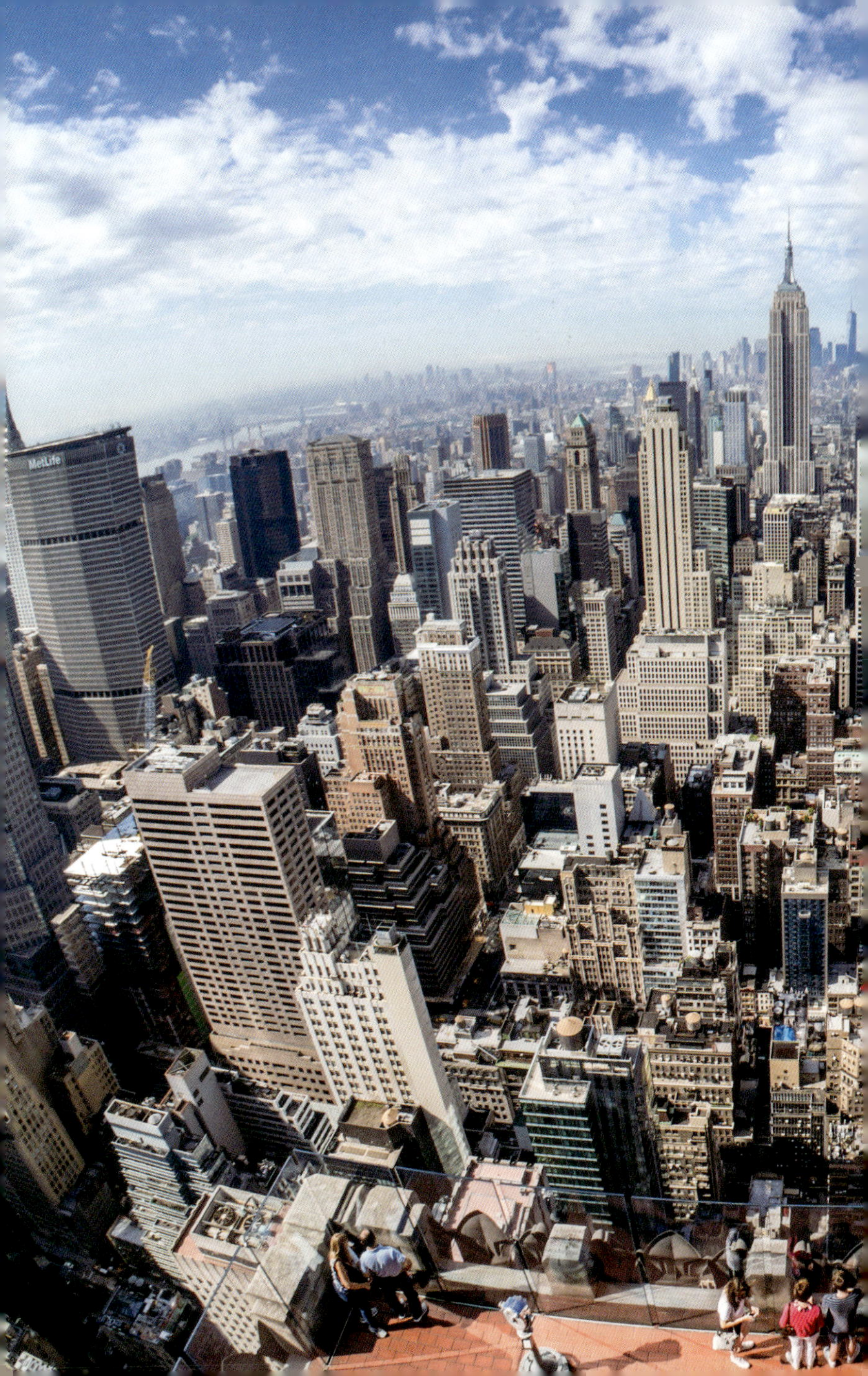
MetLife

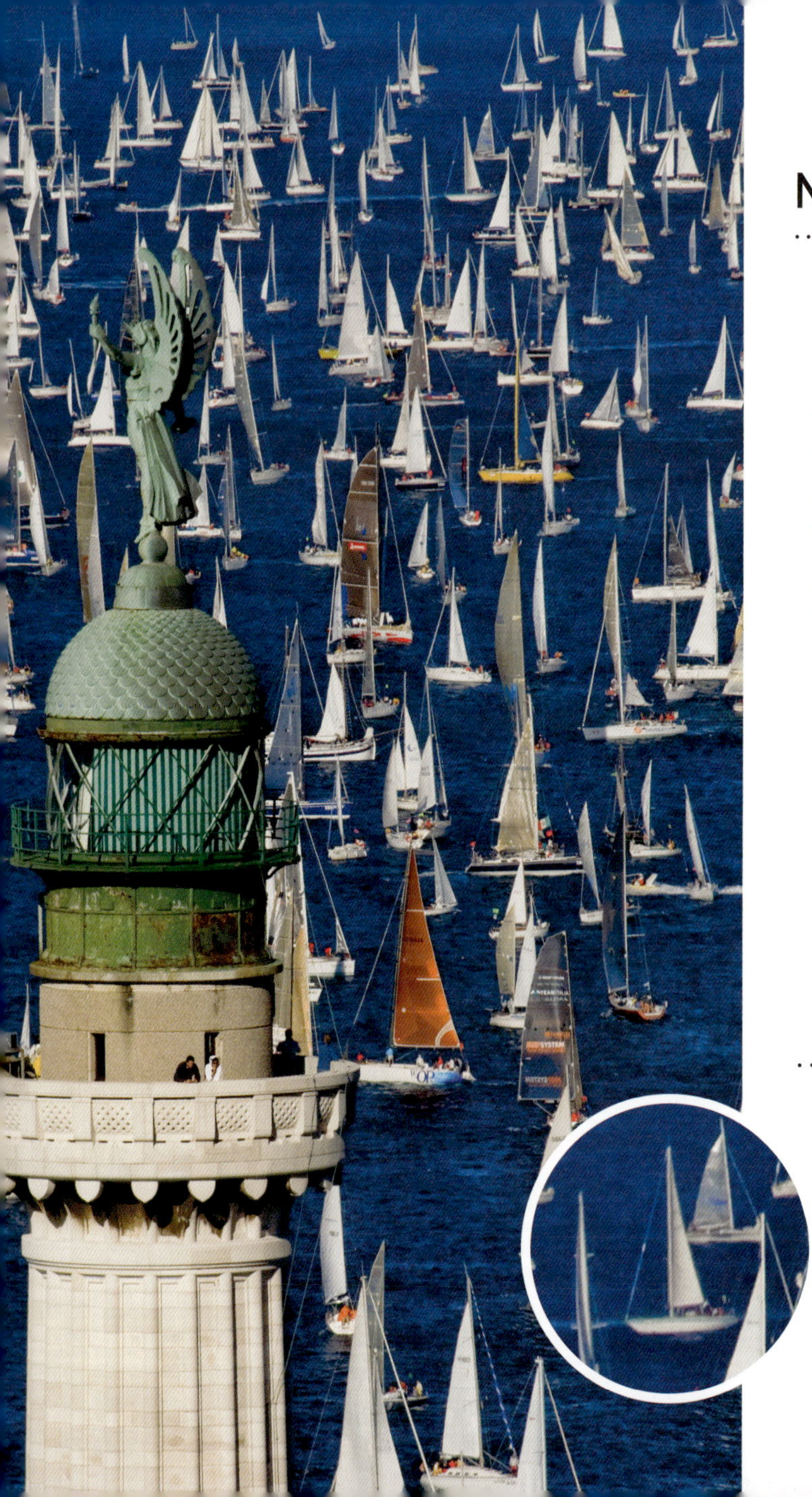

No.19

それでも痛みがとれないあなたは、もしかすると大きなストレスを抱えているのかもしれません。

（答えは119ページ）
このヨットはどこ？

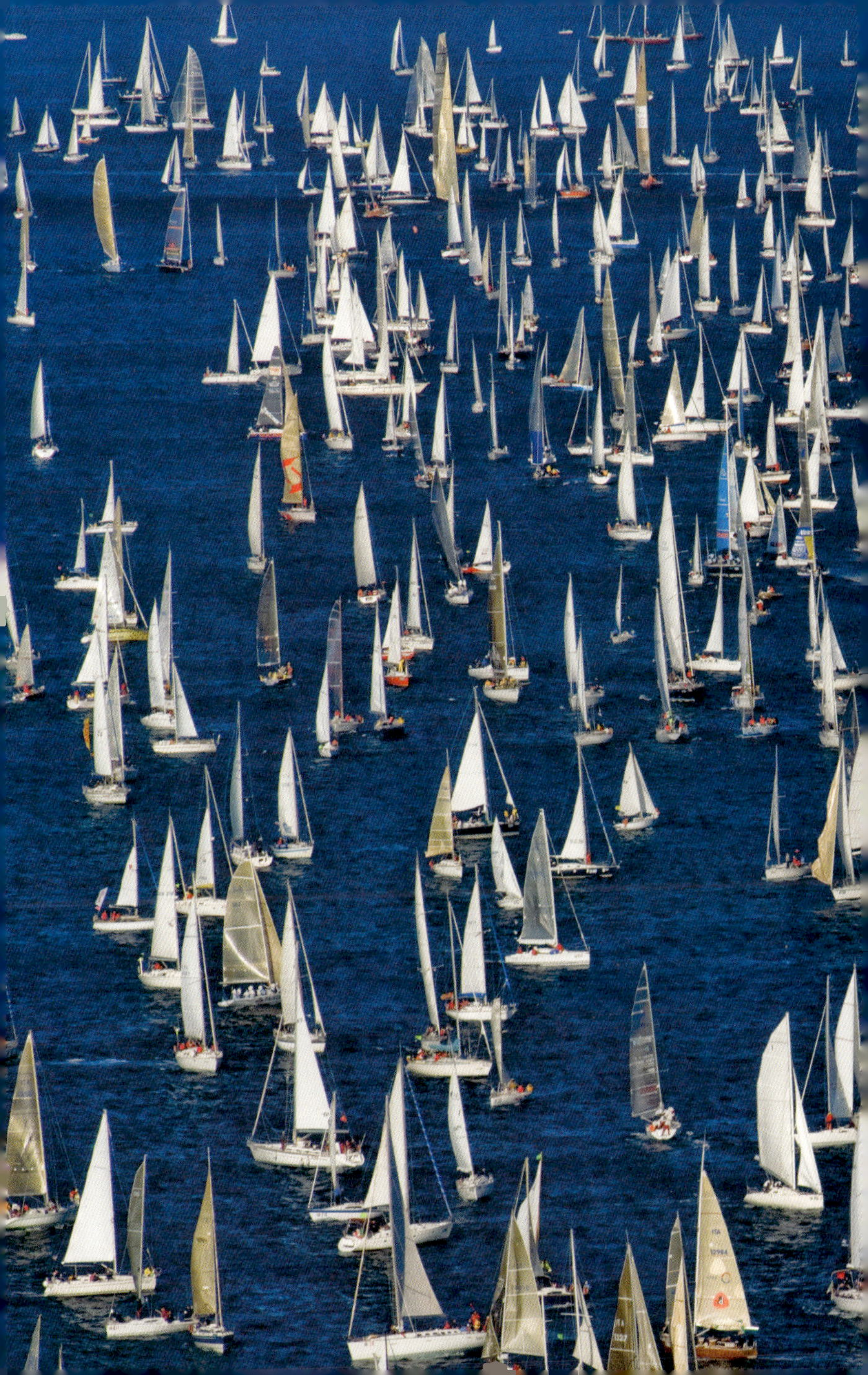

STEP4【脳がリラックスする写真】の特徴と見方

※抜けるような青空、海、自然豊かな風景を眺めると、セロトニンという物質が分泌されて、痛みをやわらげてくれます。ゲームで集中した脳をリラックスさせましょう。

No.20

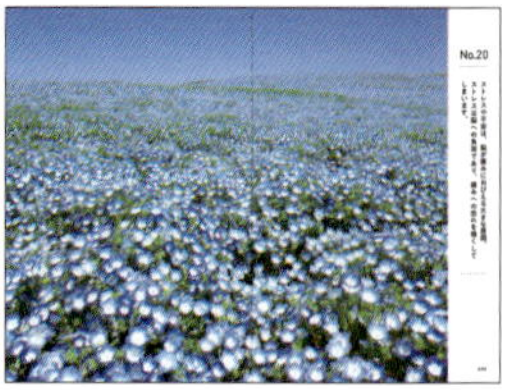

痛みがとれ、優しく穏やかな気持ちになれている自分をイメージしてみましょう。

No.21

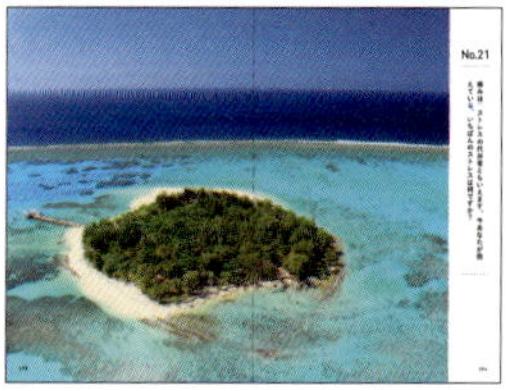

あなたが一番楽しかった海やプールの記憶を思い出しましょう。

No.22

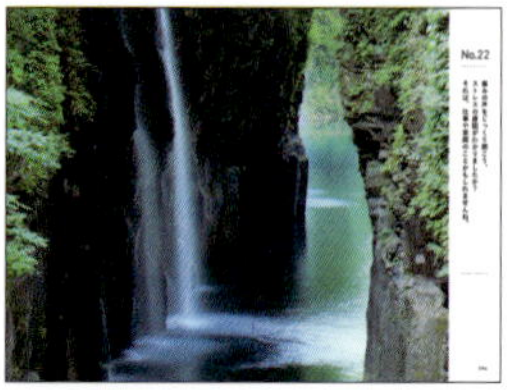

耳を澄ませると、水の流れや鳥たちの歌声が聞こえてきませんか？

No.23

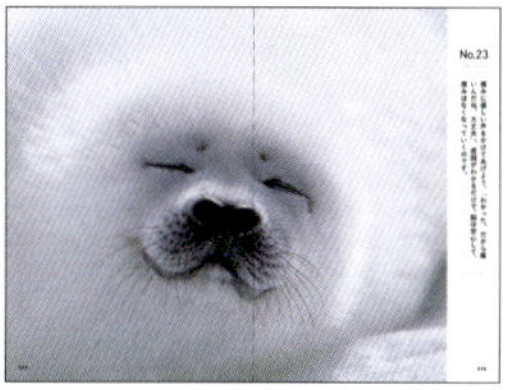

この最高の癒やし顔を、いつまでも眺めてください。

No.24

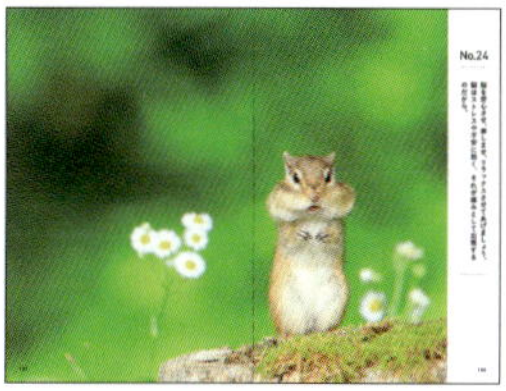

純真無垢《むく》な小動物たちを見ていると、痛みのことを忘れませんか？

No.25

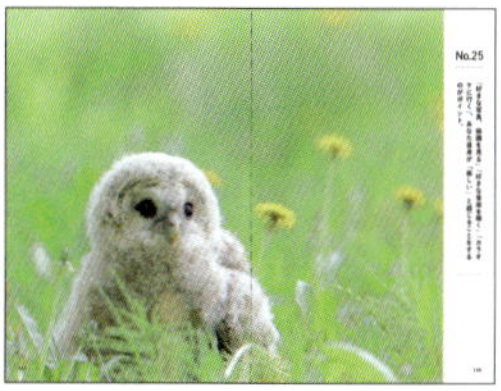

ふわふわした丸い動物の柔らかさが、あなたの痛みを癒やしてくれます。

No.26

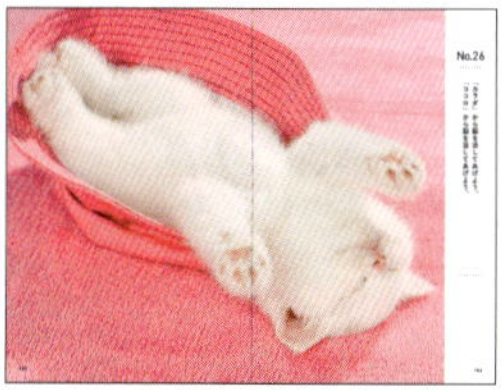

あなたもニャンコみたいに、痛い場所を伸ばしてみましょう。

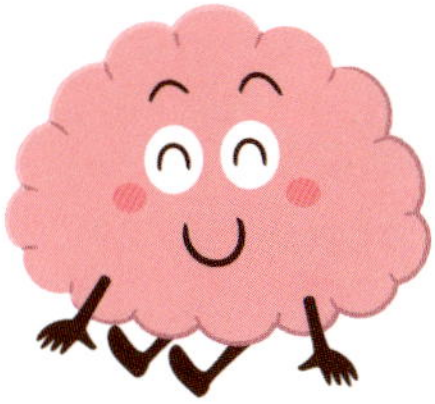

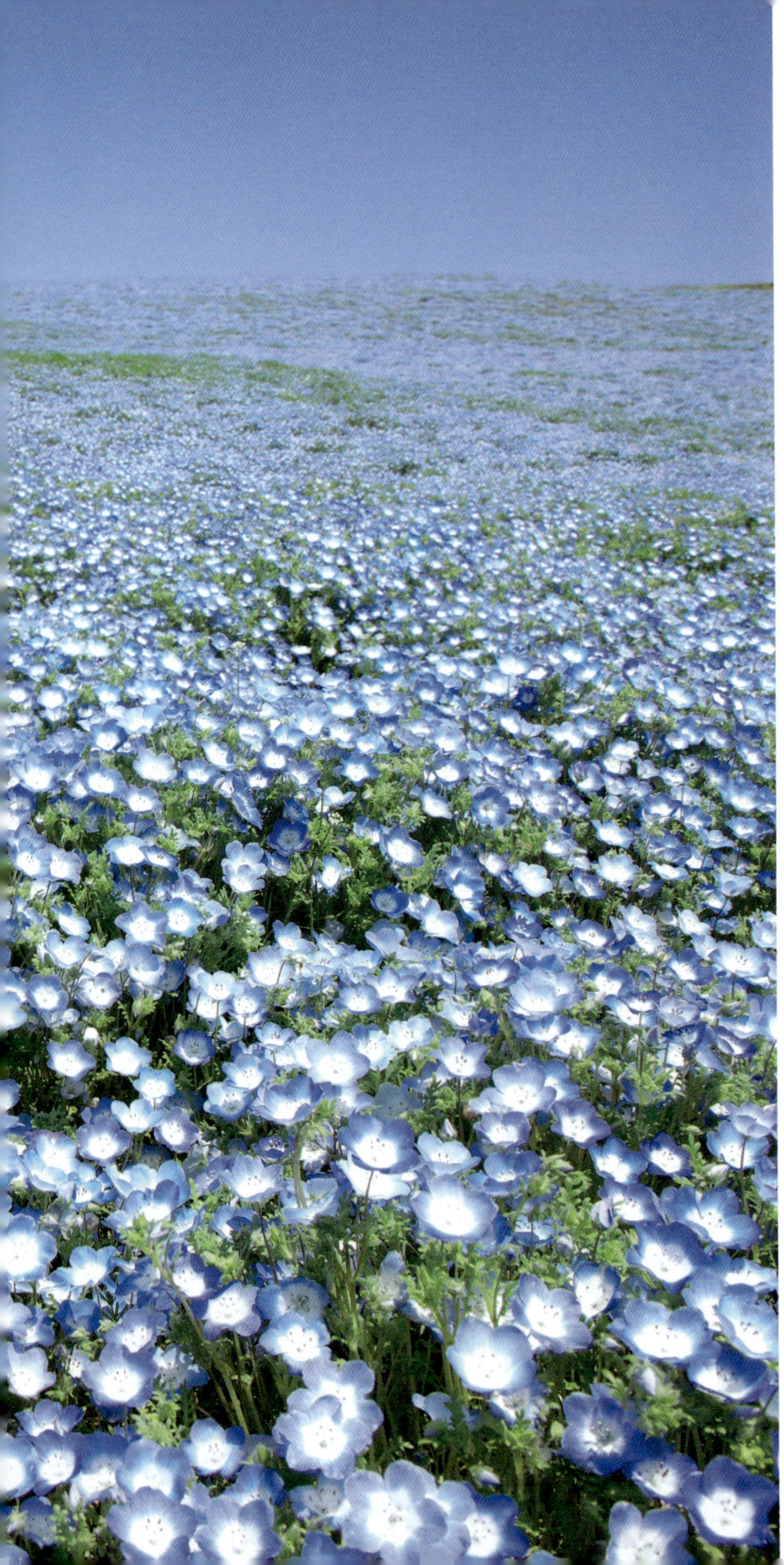

No.20

ストレスや不安は、脳が痛みにおびえる大きな原因。ストレスは脳への負荷であり、痛みへの恐れを強くしてしまいます。

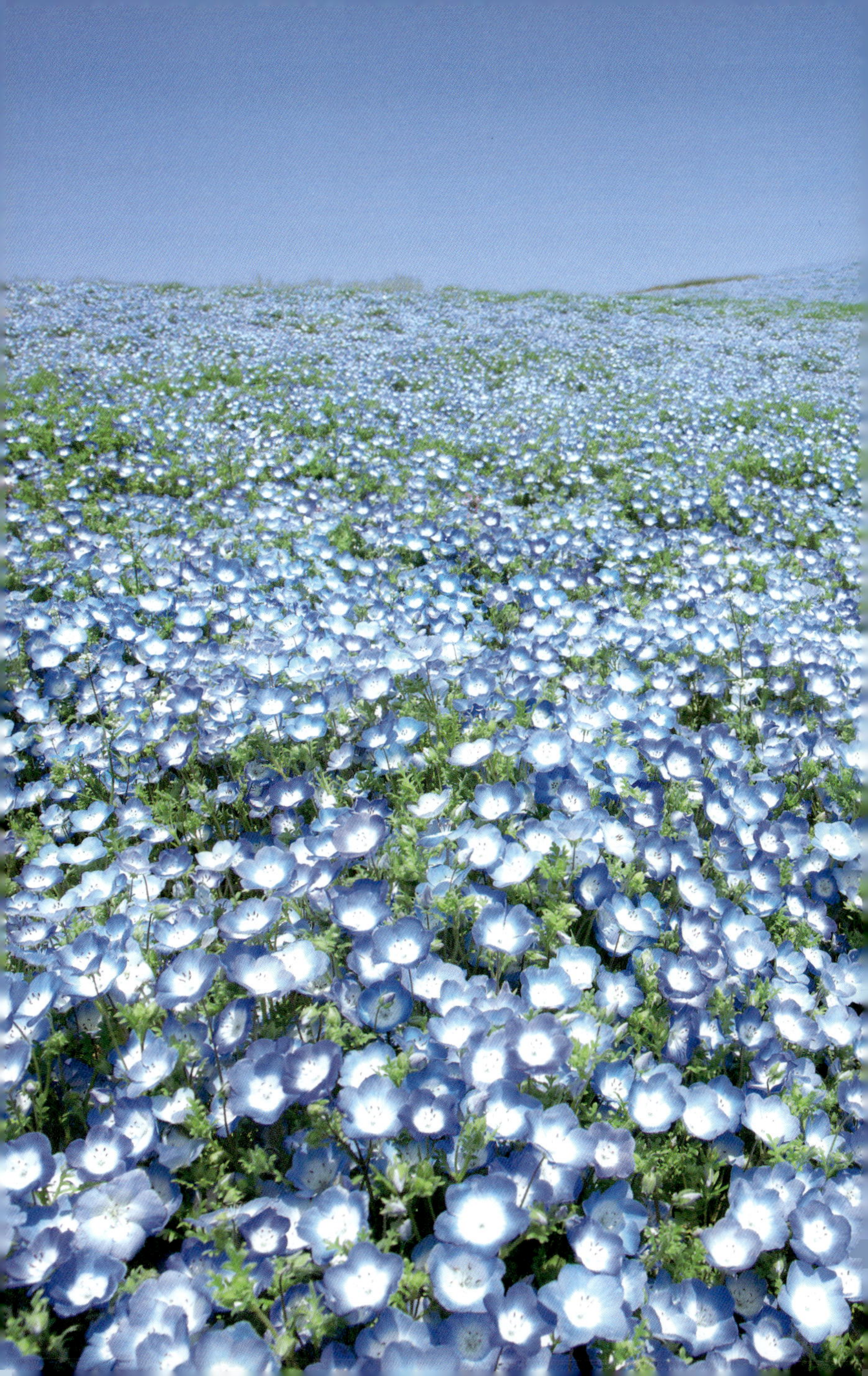

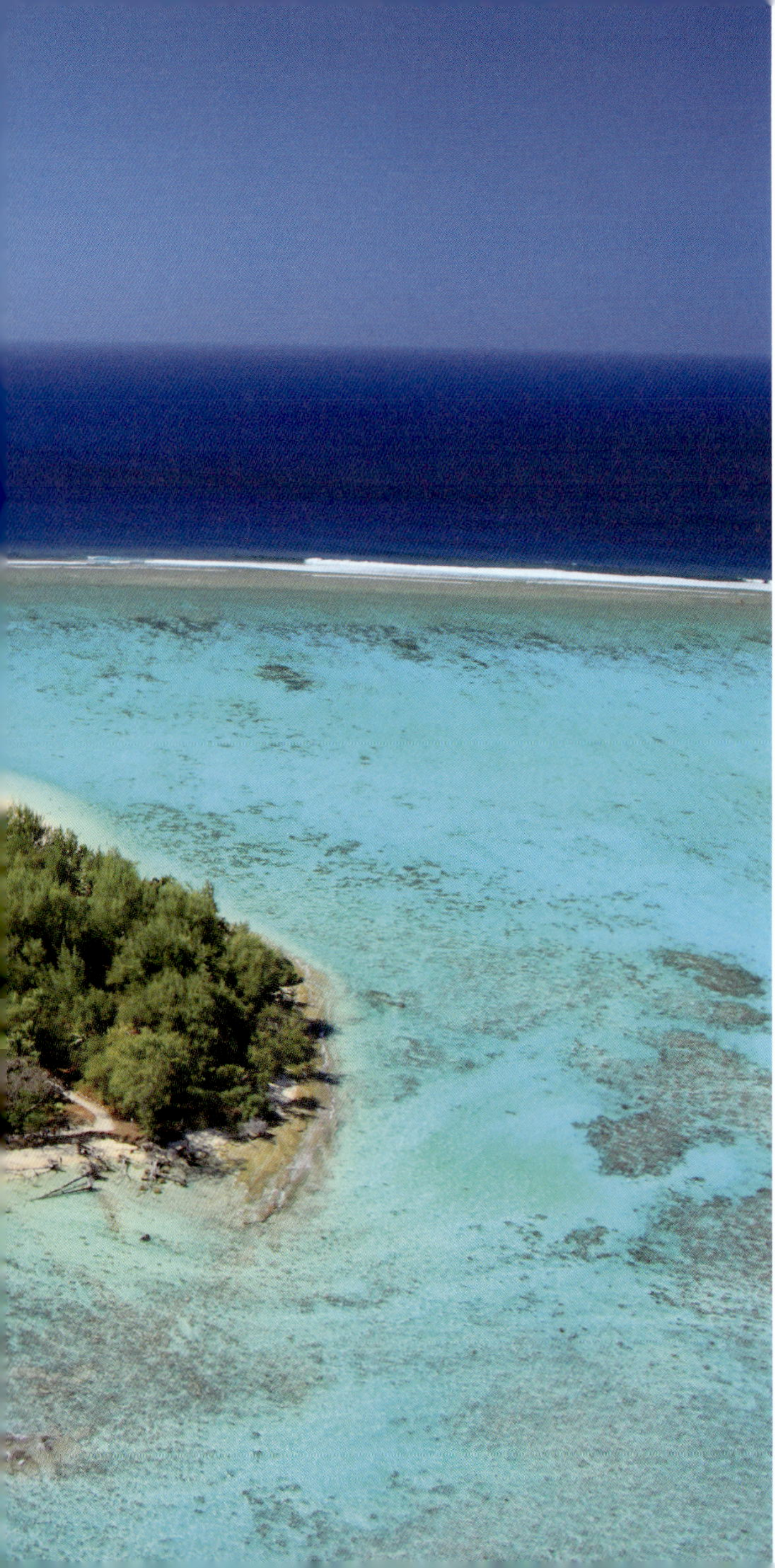

No.21

痛みは、ストレスの代弁者ともいえます。今あなたが抱えている、いちばんのストレスは何ですか？

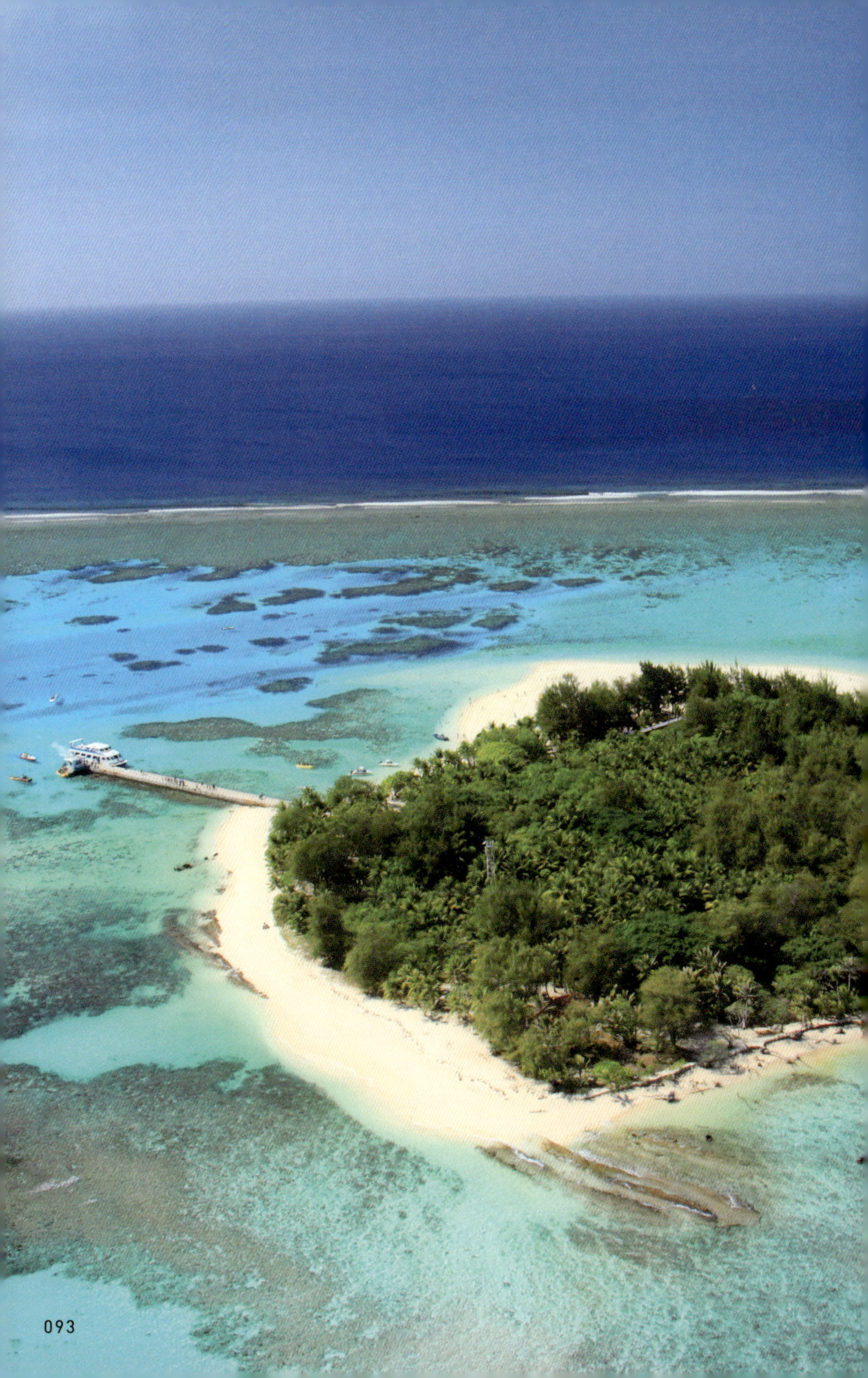

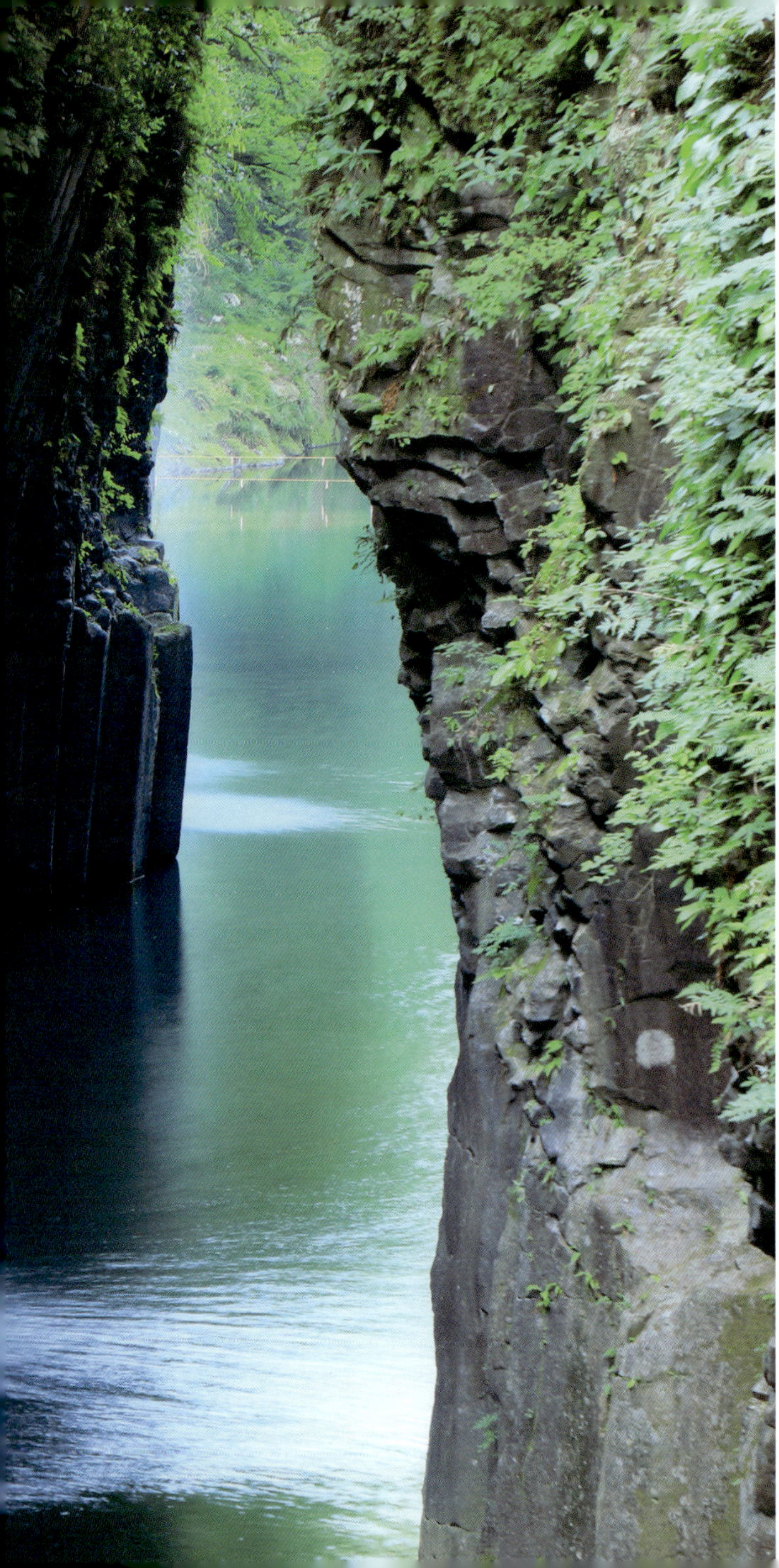

No.22

痛みの声をじっくり聞こう。
ストレスの原因がわかりましたか?
それは、仕事や家庭のことかもしれませんね。

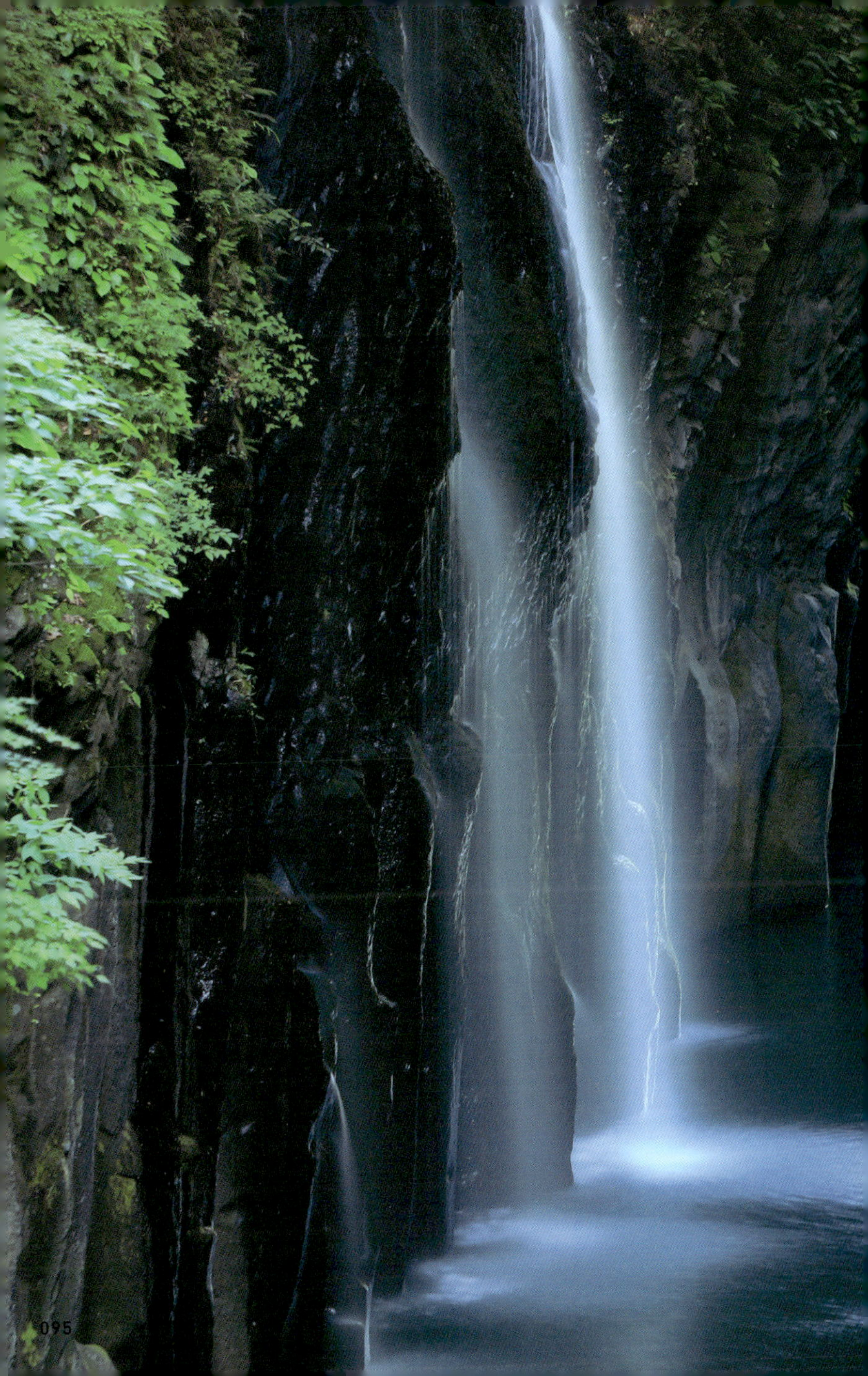

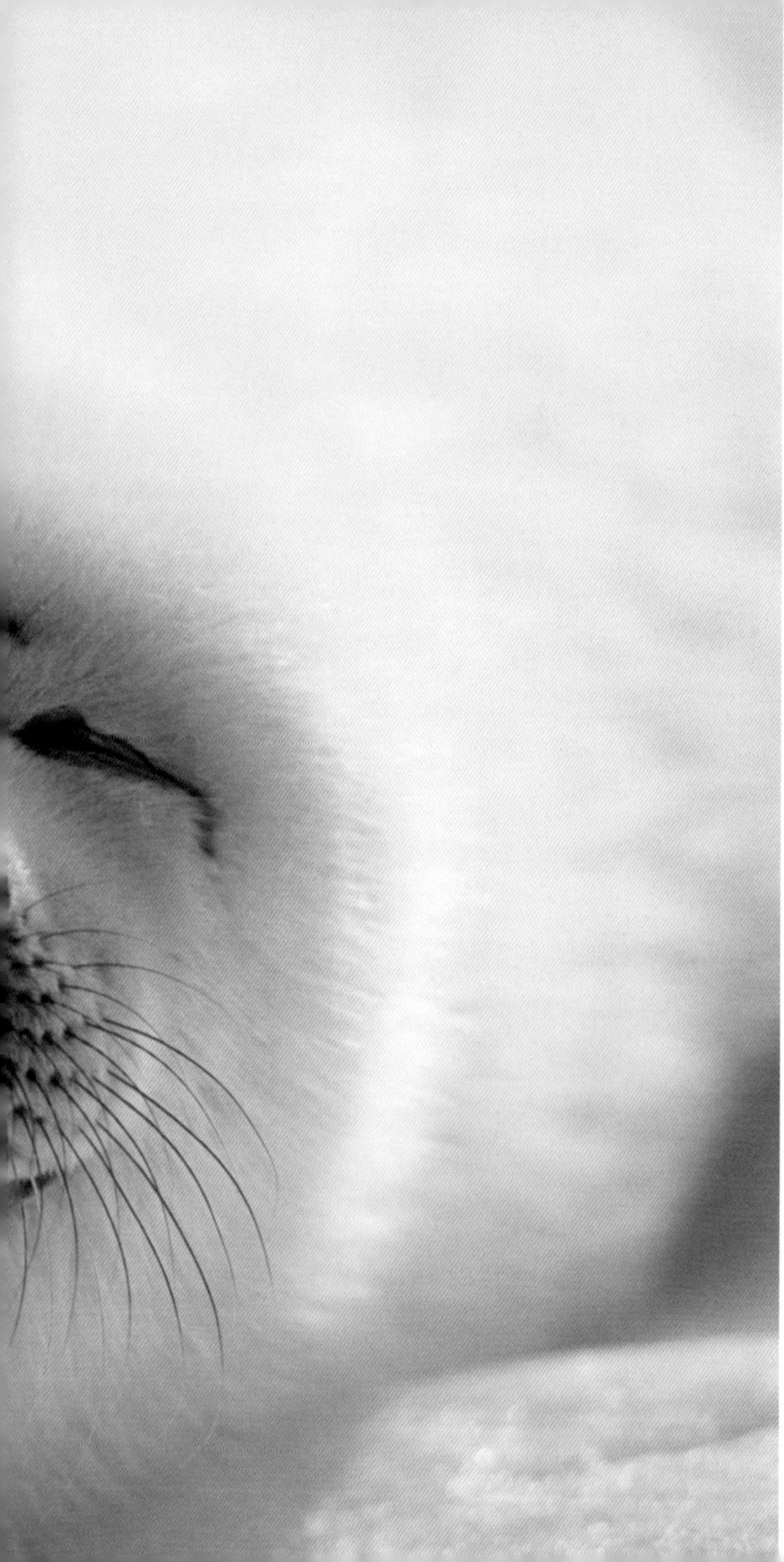

No.23

痛みに優しい声をかけてあげよう。「わかった。だから痛いんだね。大丈夫」。原因がわかるだけで、脳は安心して、痛みはなくなっていくのです。

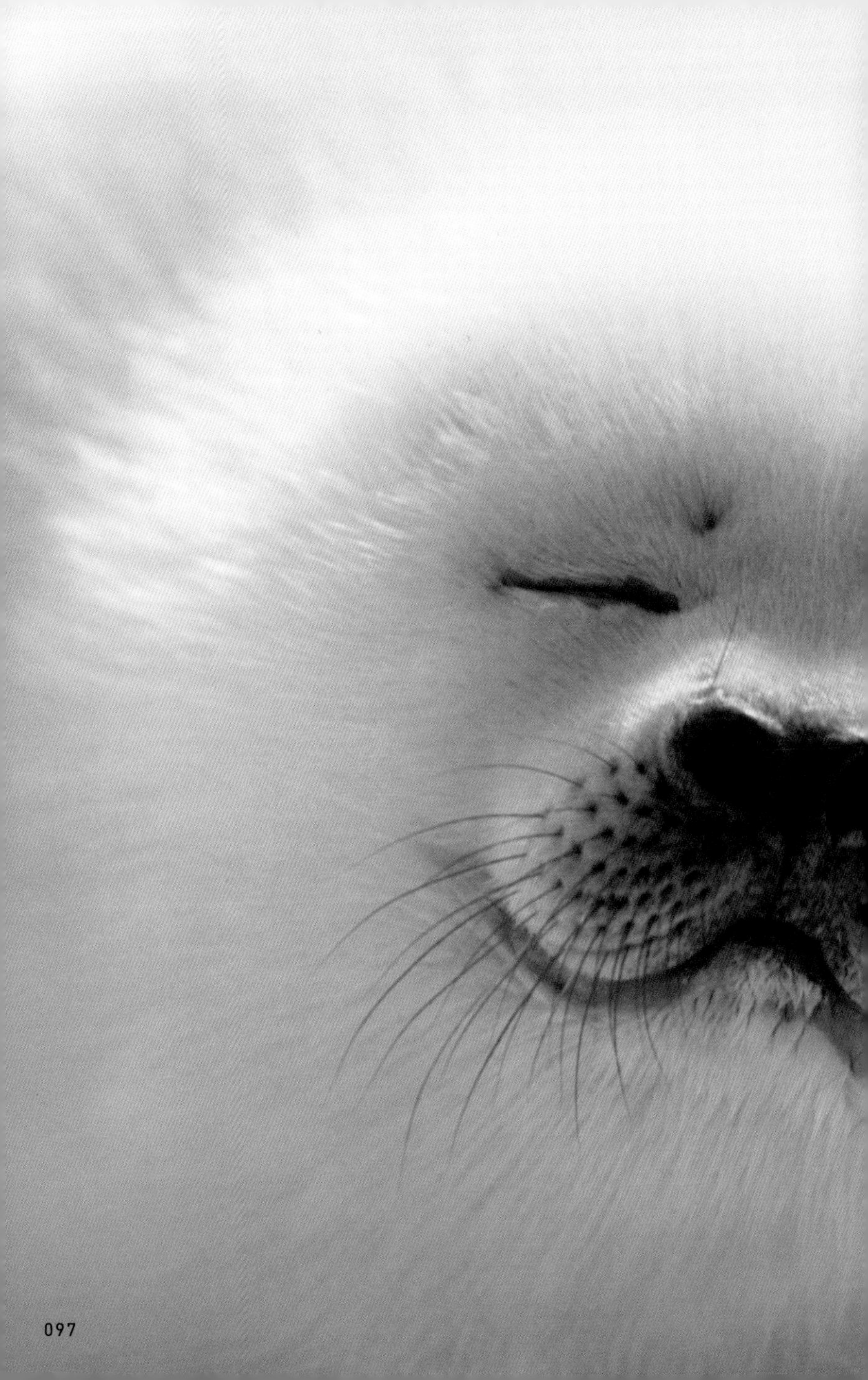

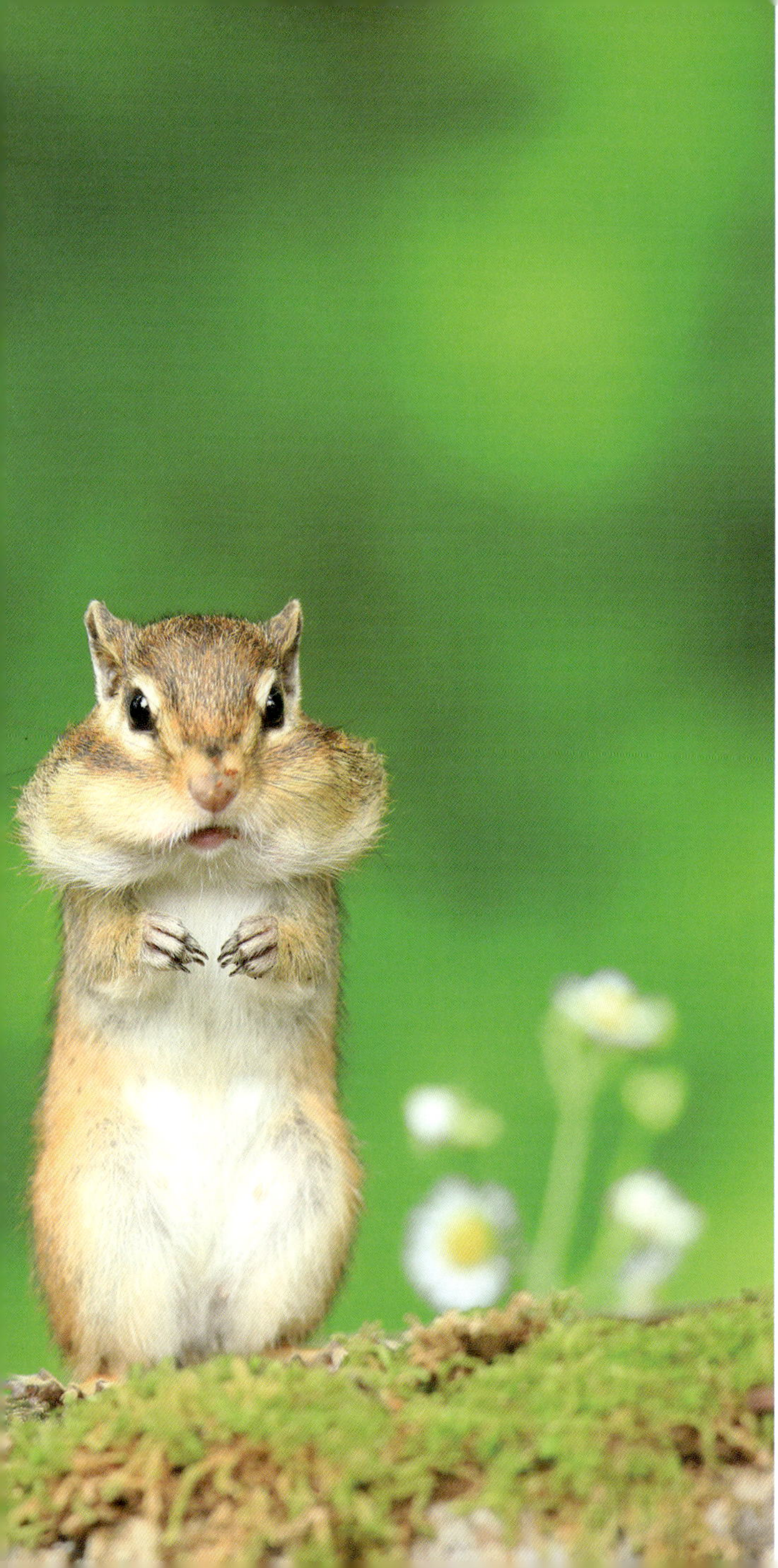

No.24

脳を安心させ、楽しませ、リラックスさせてあげよう。
脳はストレスや不安に弱く、それが痛みとして出現するのだから。

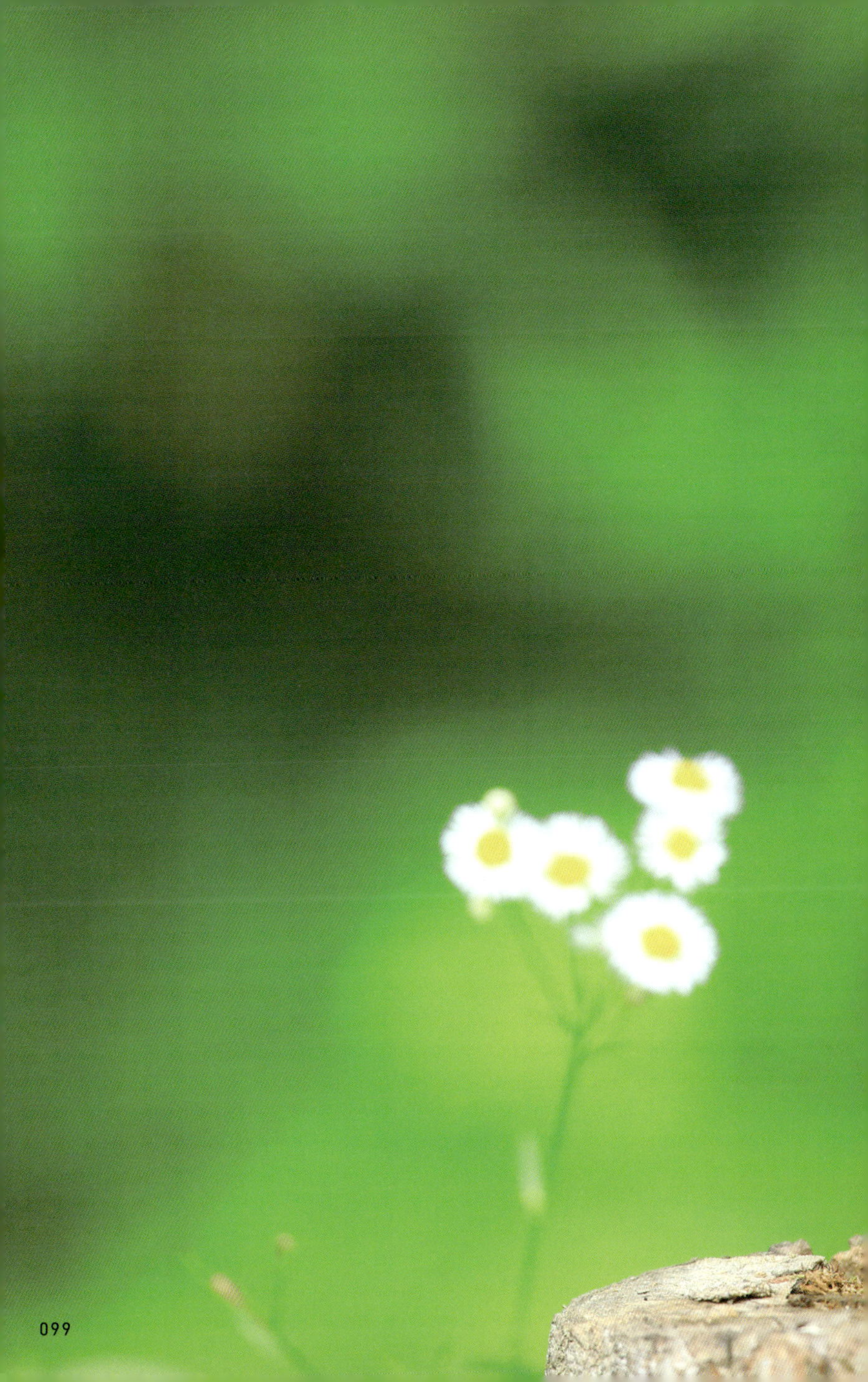

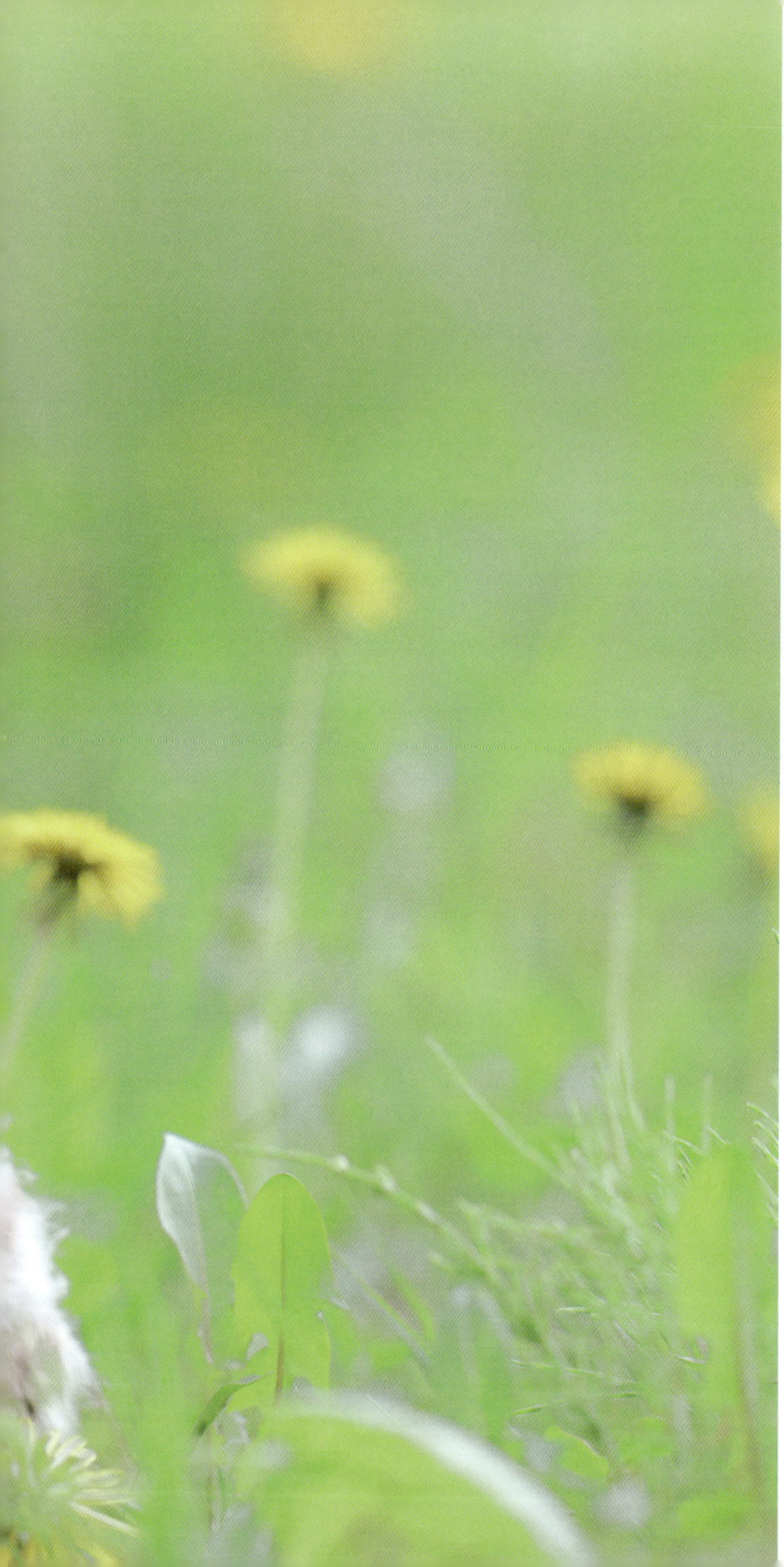

No.25

「好きな写真、絵画を見る」「好きな音楽を聴く」「カラオケに行く」。あなた自身が「楽しい」と感じることをするのがポイント。

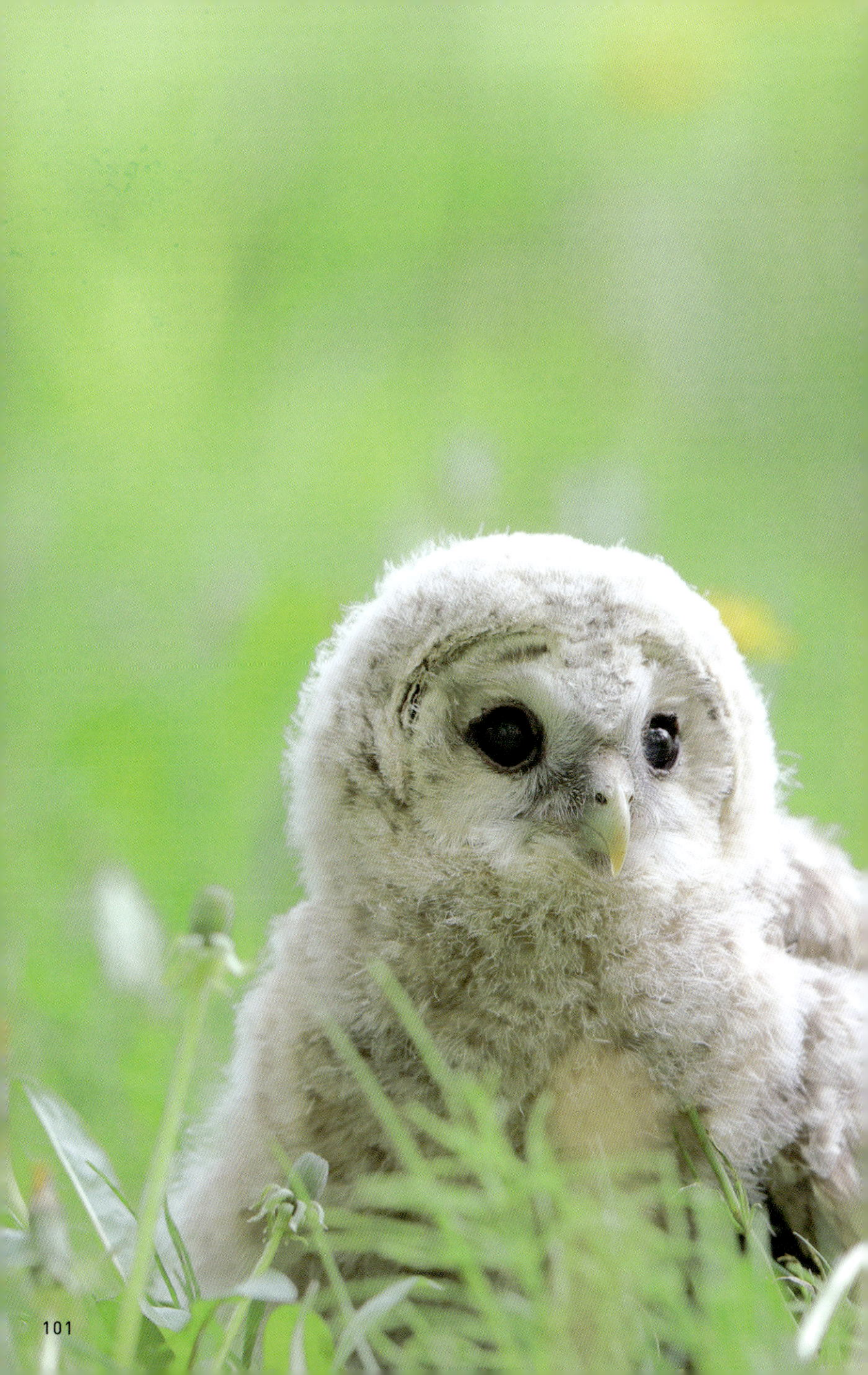

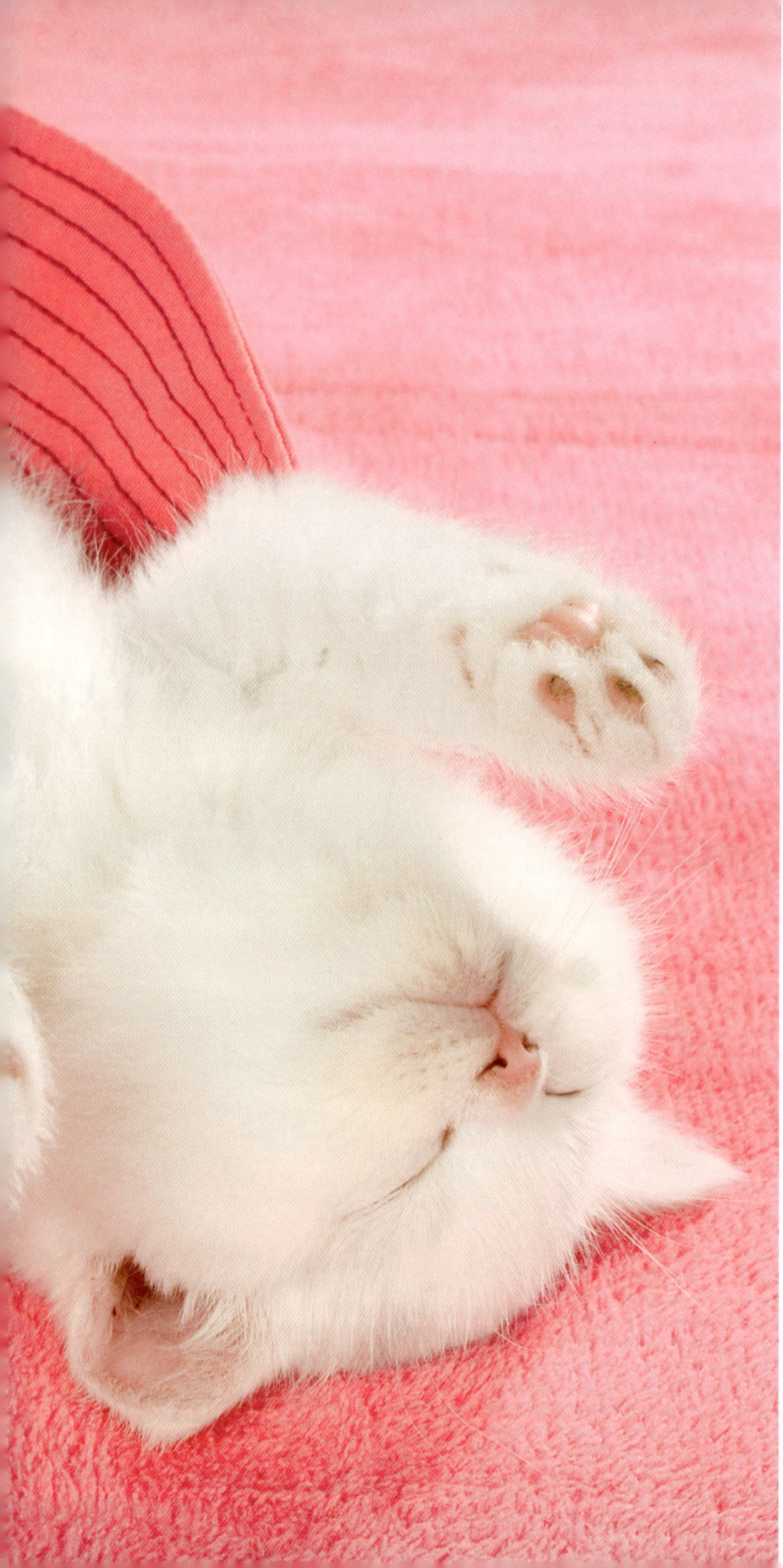

No.26

「カラダ」から脳を治してあげよう。
「ココロ」から脳を治してあげよう。

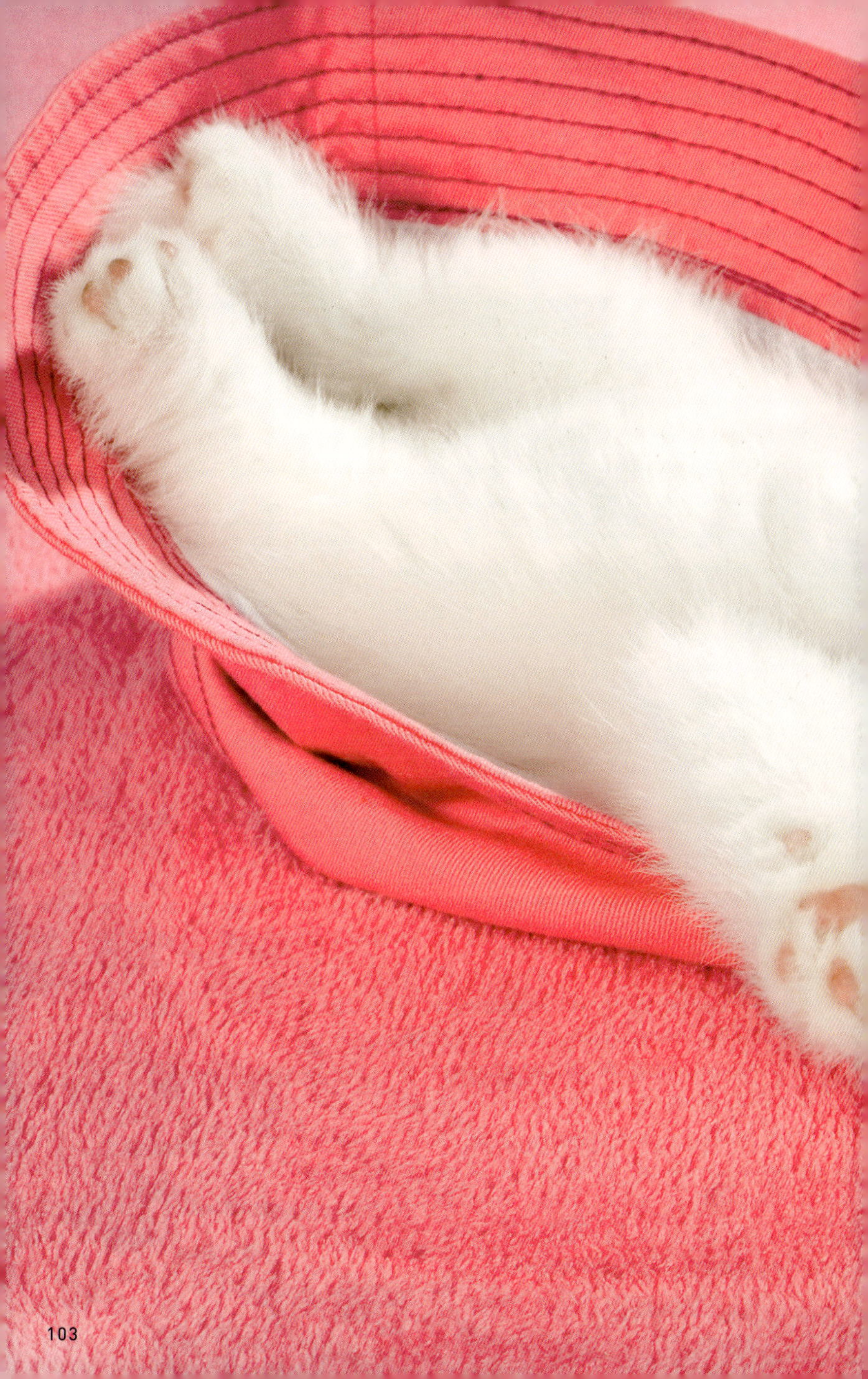

STEP5【脳が安心する写真】の特徴と見方

※懐かしさを感じる田舎の風景は、パソコンなどの機械に囲まれた現代人に安心感をもたらしてくれます。脳からはセロトニンが分泌され、痛みをやわらげてくれるでしょう。

No.27

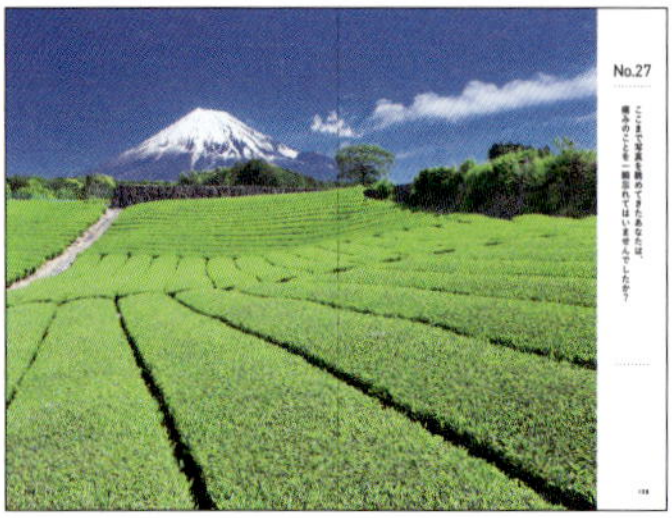

日本人の心、富士山。茶畑からは緑茶の芳しい香りが漂ってきそうです。

No.28

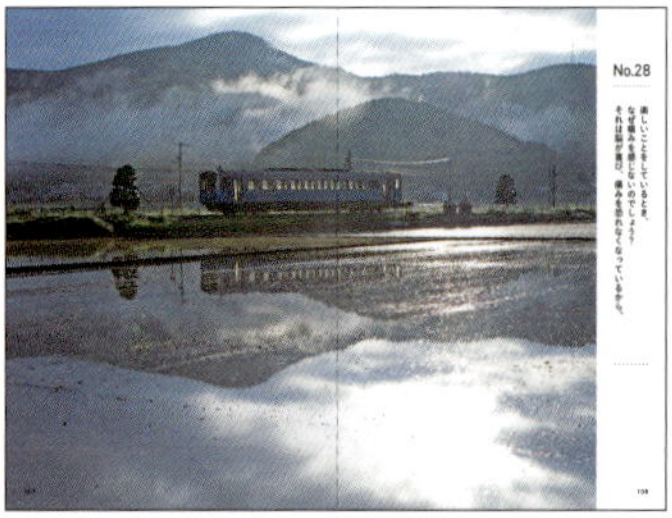

水田地帯をゆく一両編成の列車。「ガタンゴトン」というゆったりした音を想像しましょう。

No.29

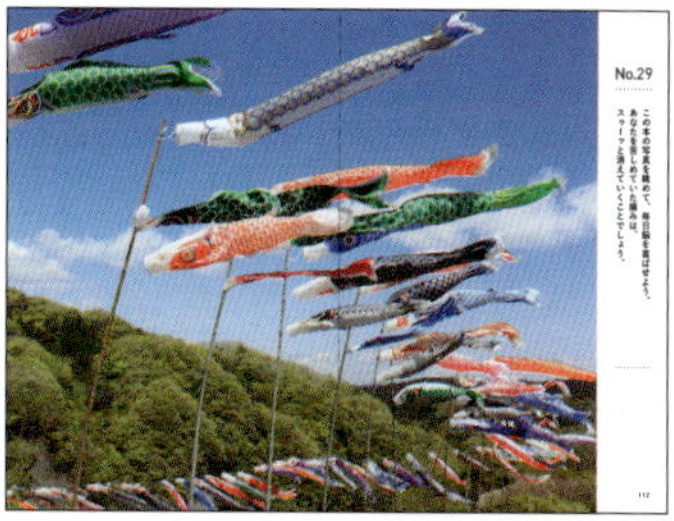

子どもの頃、あなたはどんな気持ちで大きなこいのぼりを見つめていましたか？

No.30

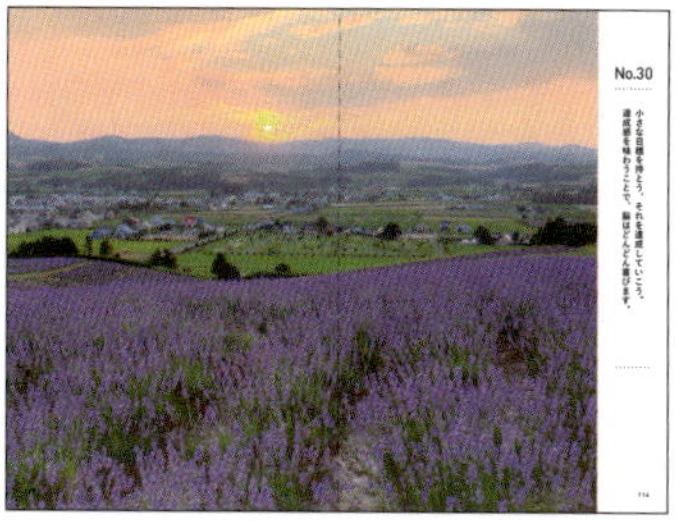

学校帰りに見た夕日。あの頃、好きだった人を思い出してみましょう。

No.31

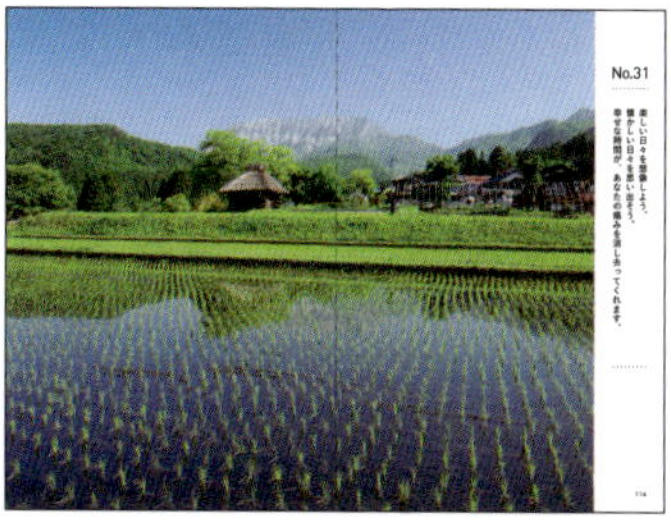

日本昔ばなしに出てきそうな景色。知らないのに懐かしいのはなぜでしょうか。

No.32

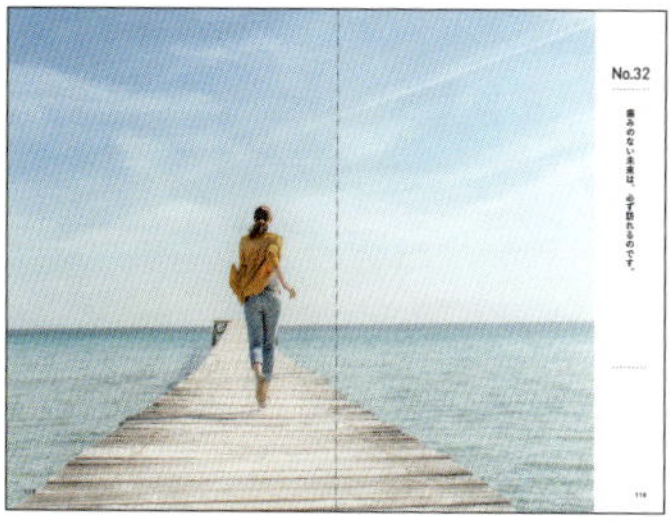

痛みのない生活へと走り出した自分を想像してみましょう。

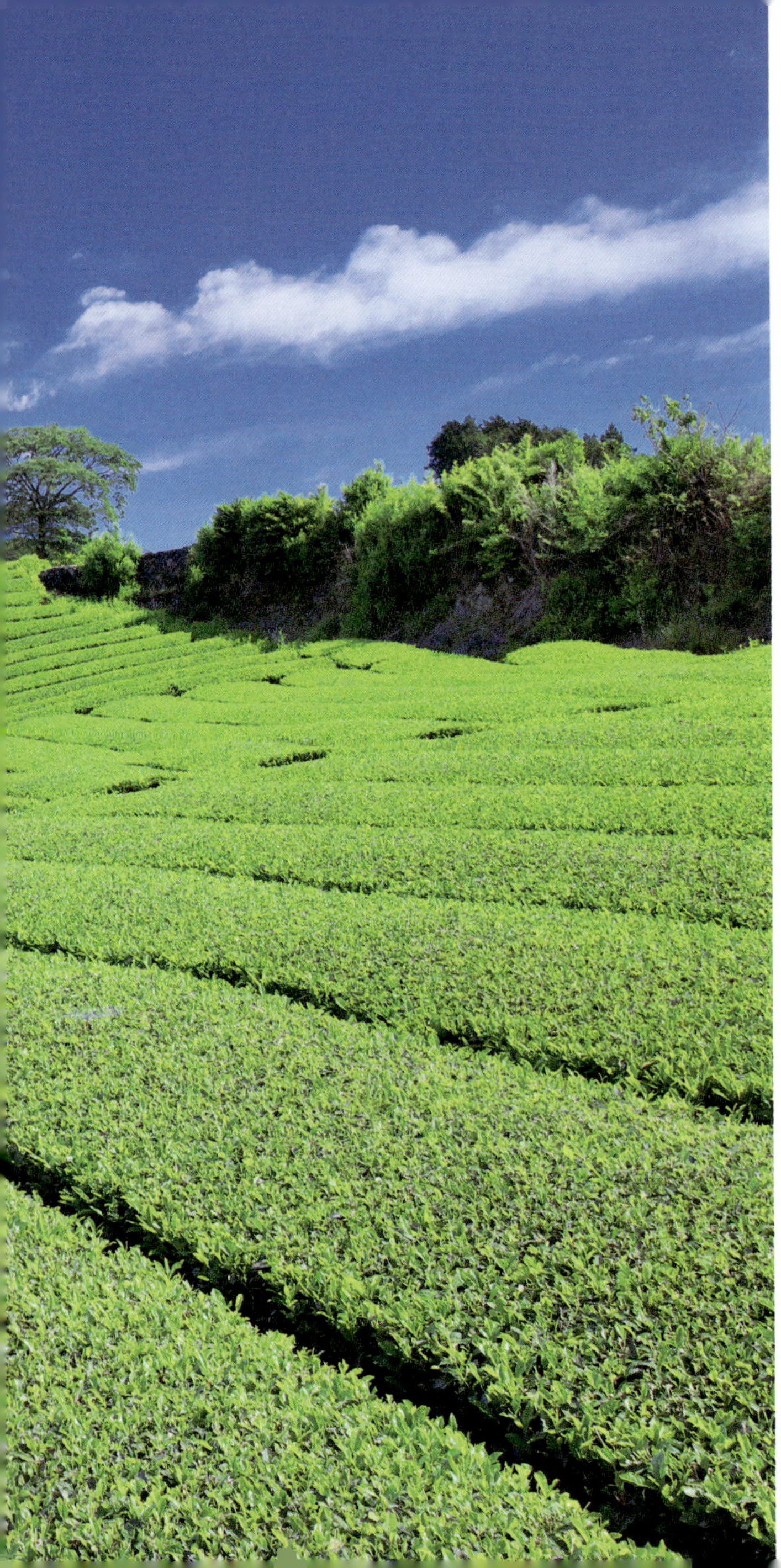

No.27

ここまで写真を眺めてきたあなたは、
痛みのことを一瞬忘れてはいませんでしたか？

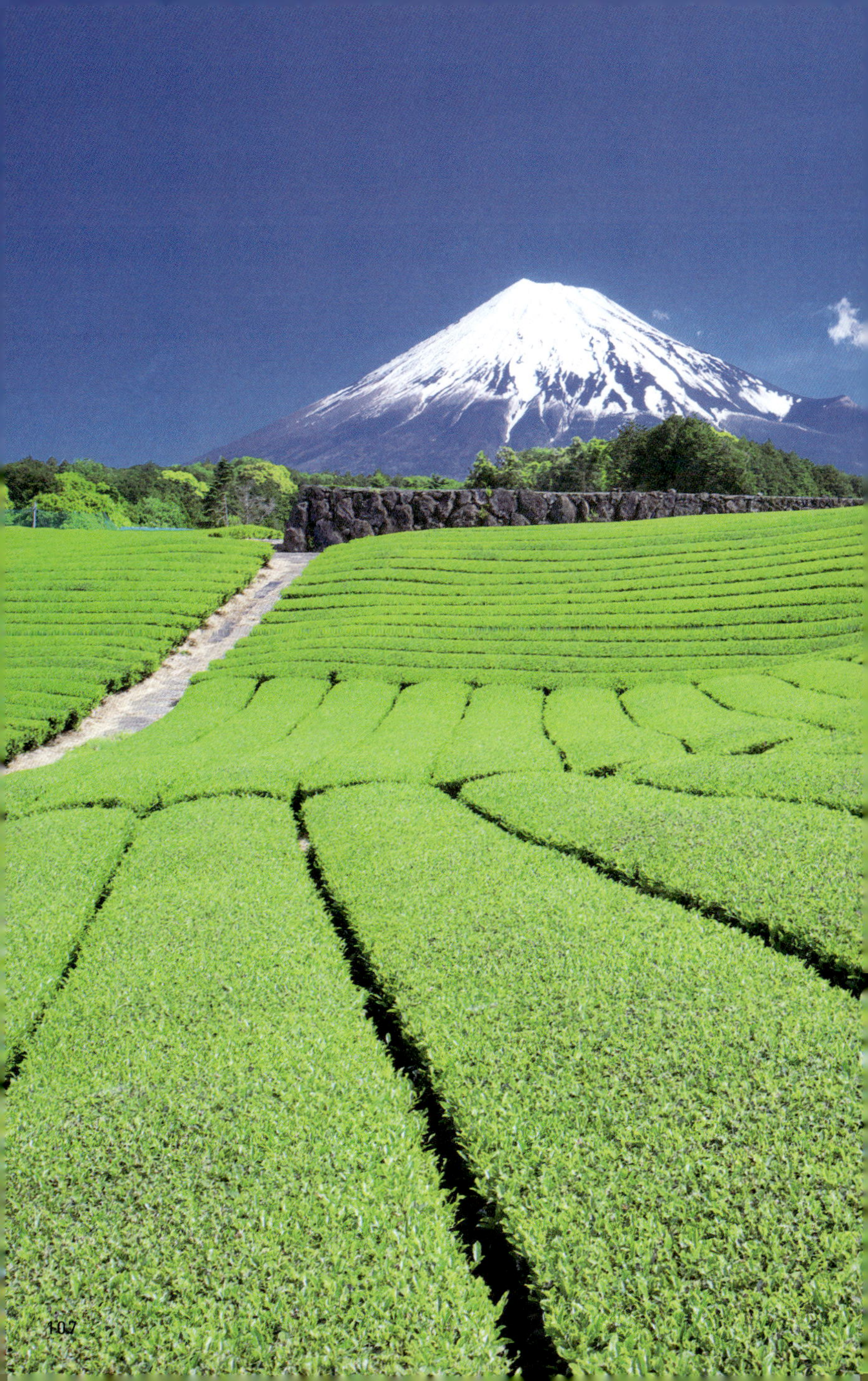

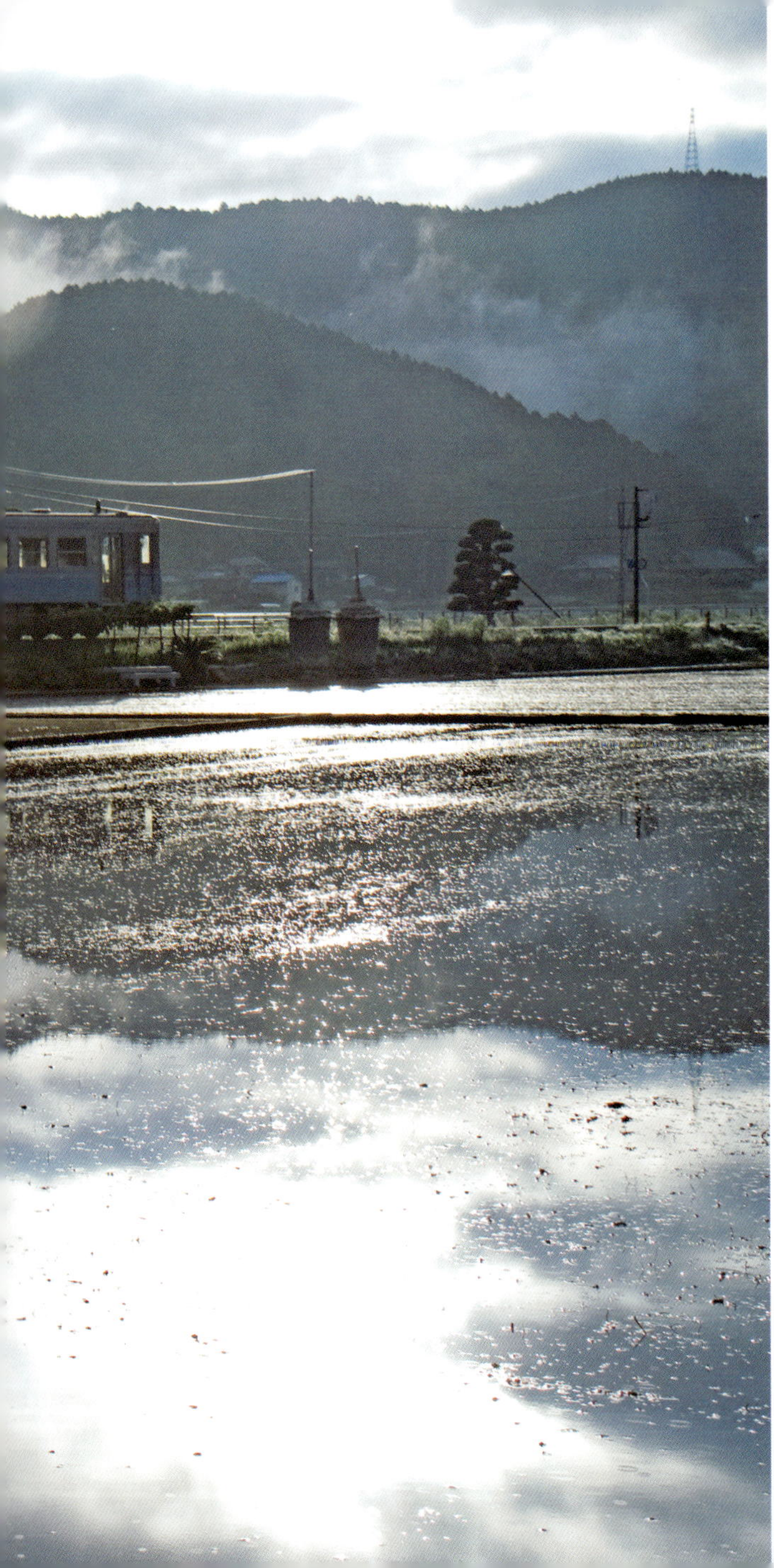

No.28

楽しいことをしているとき、
なぜ痛みを感じないのでしょう?
それは脳が喜び、痛みを恐れなくなっているから。

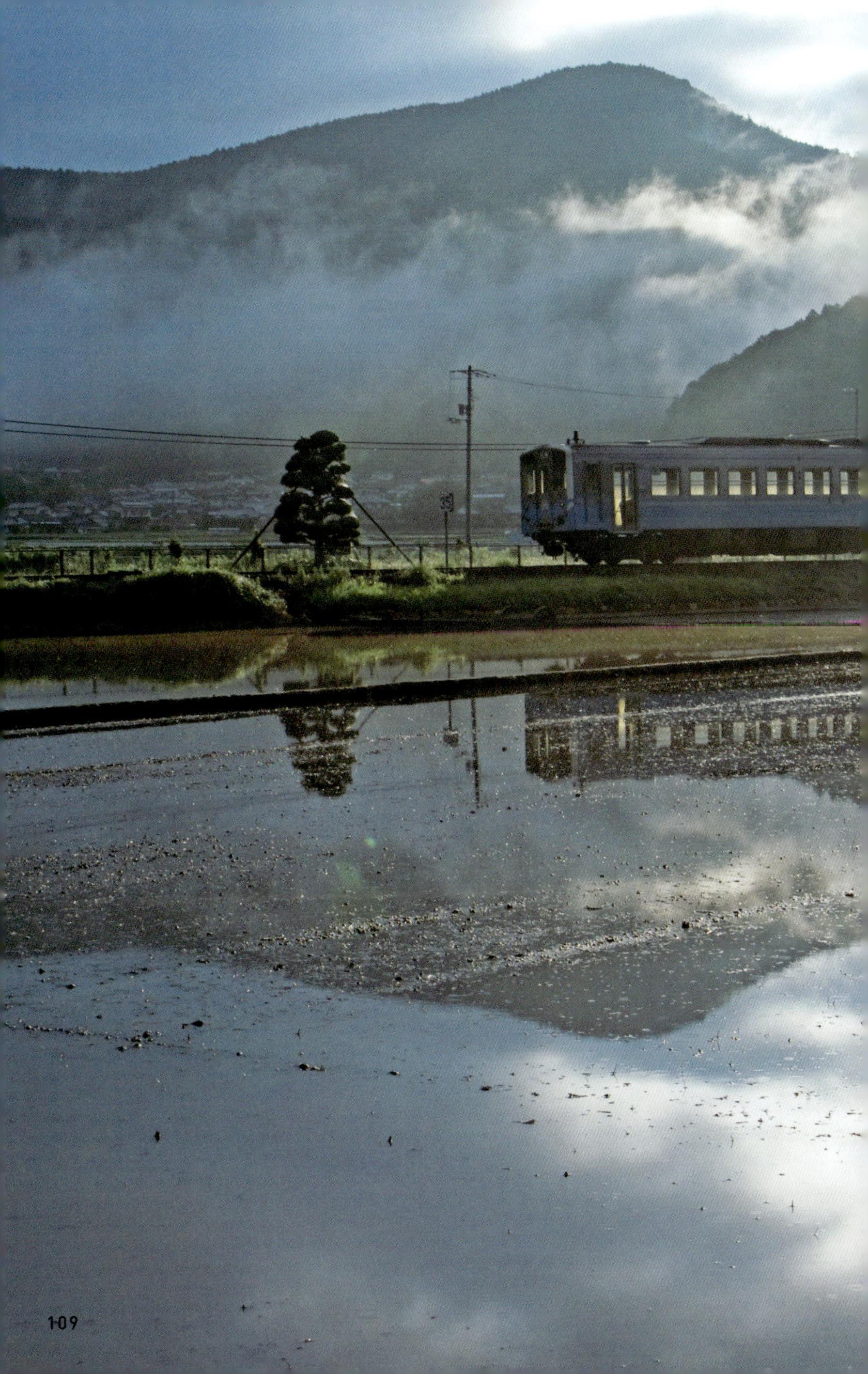

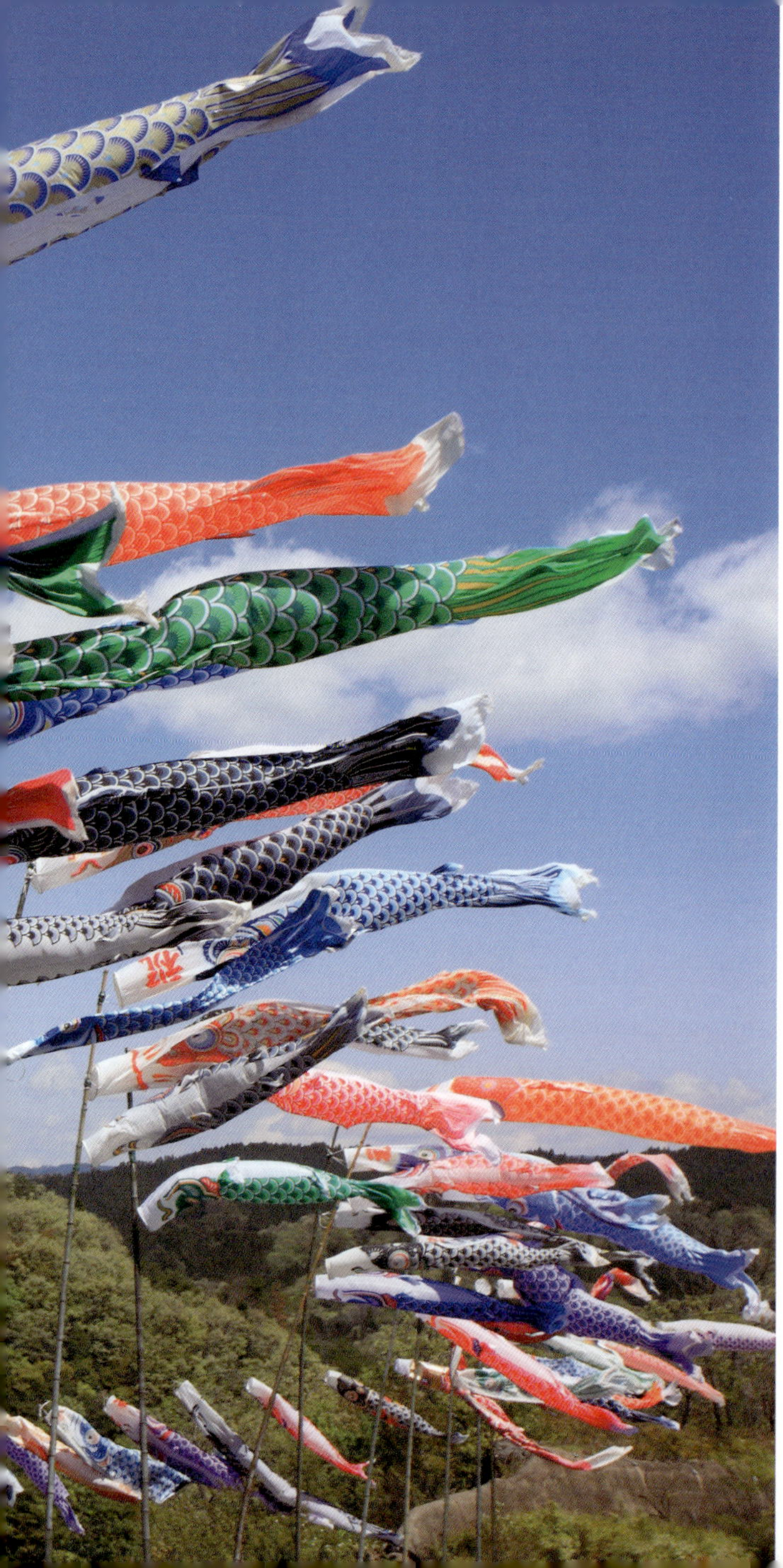

No.29

この本の写真を眺めて、毎日脳を喜ばせよう。
あなたを苦しめていた痛みは、
スゥーッと消えていくことでしょう。

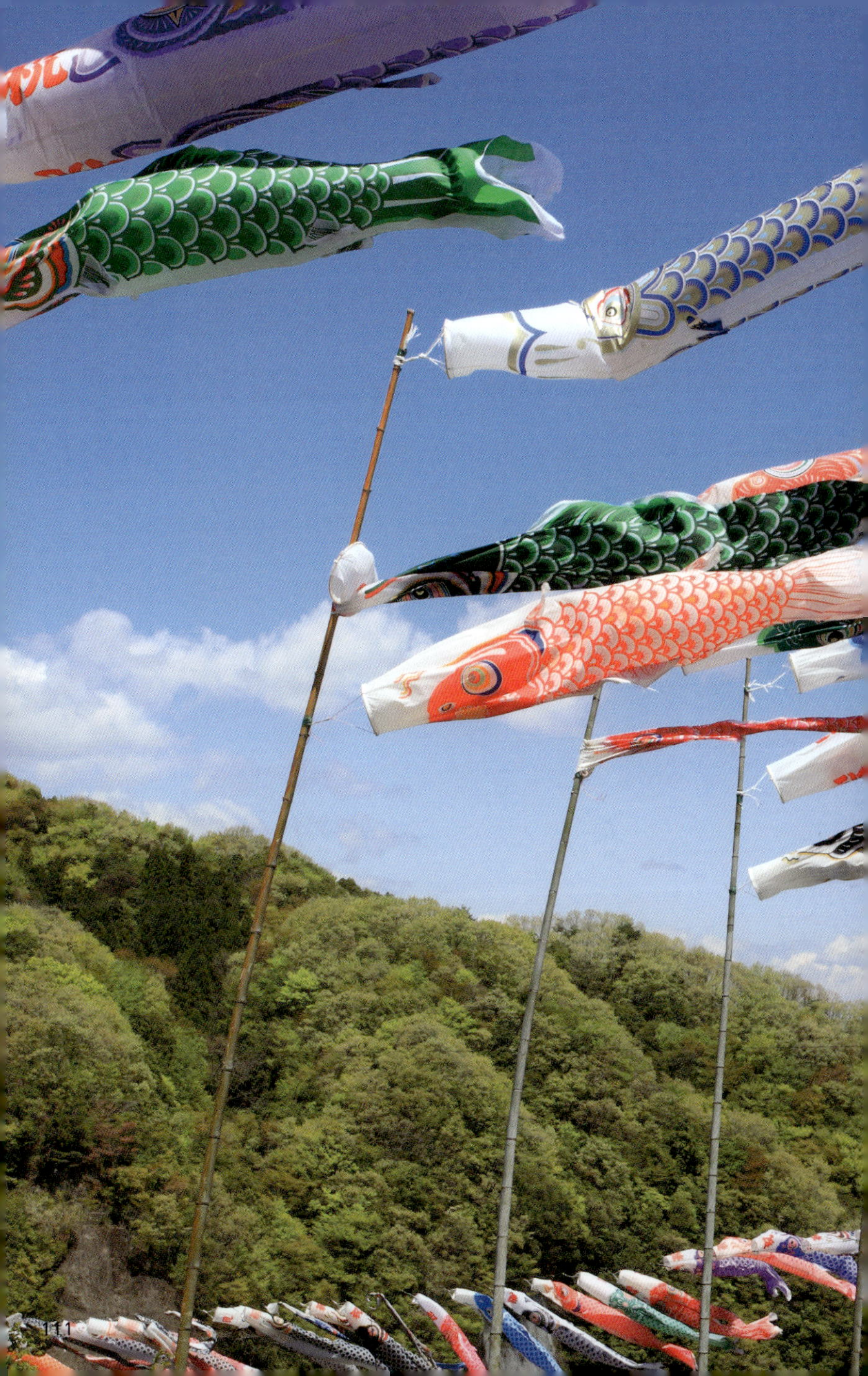

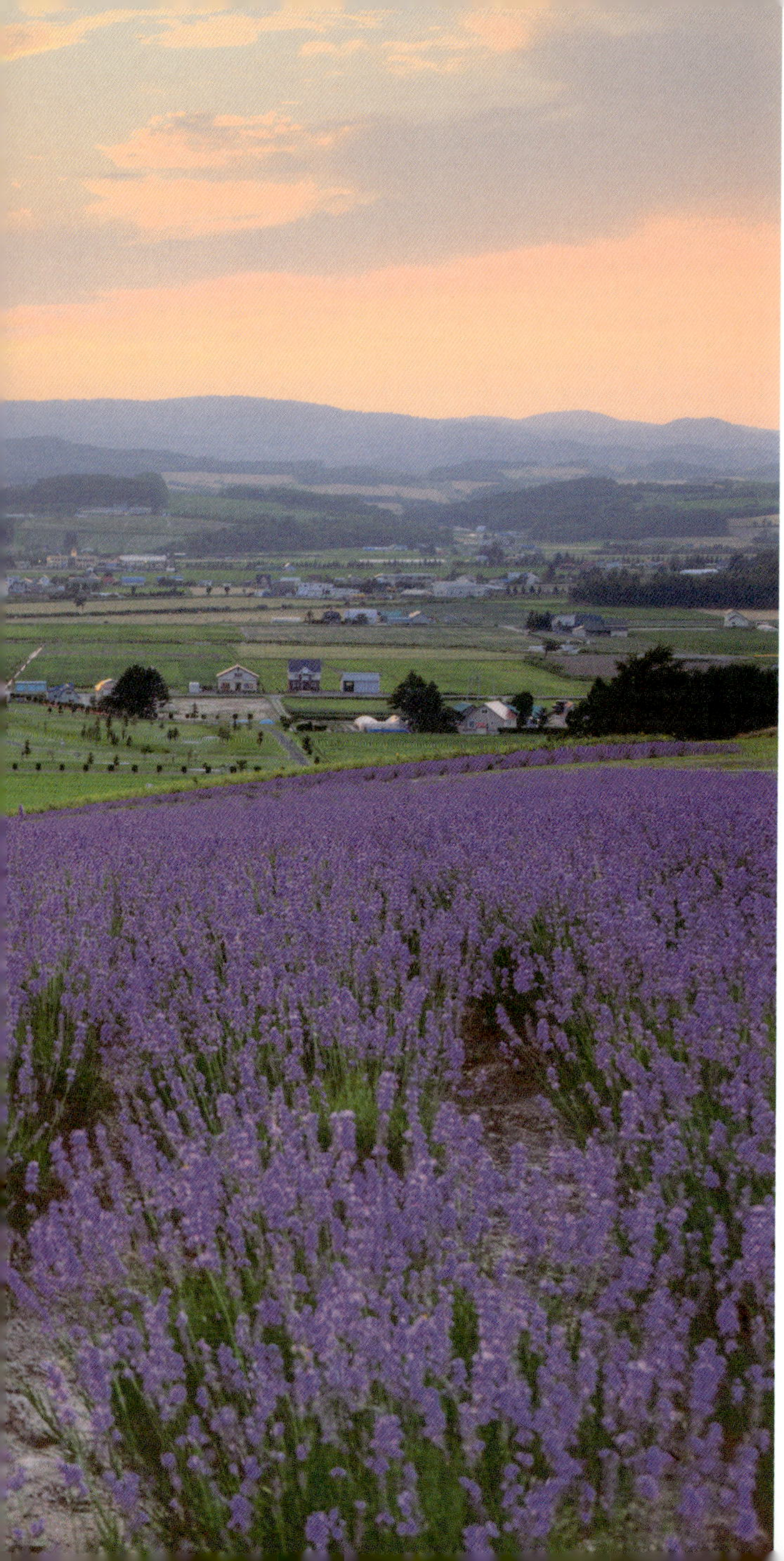

No.30

小さな目標を持とう。それを達成していこう。
達成感を味わうことで、脳はどんどん喜びます。

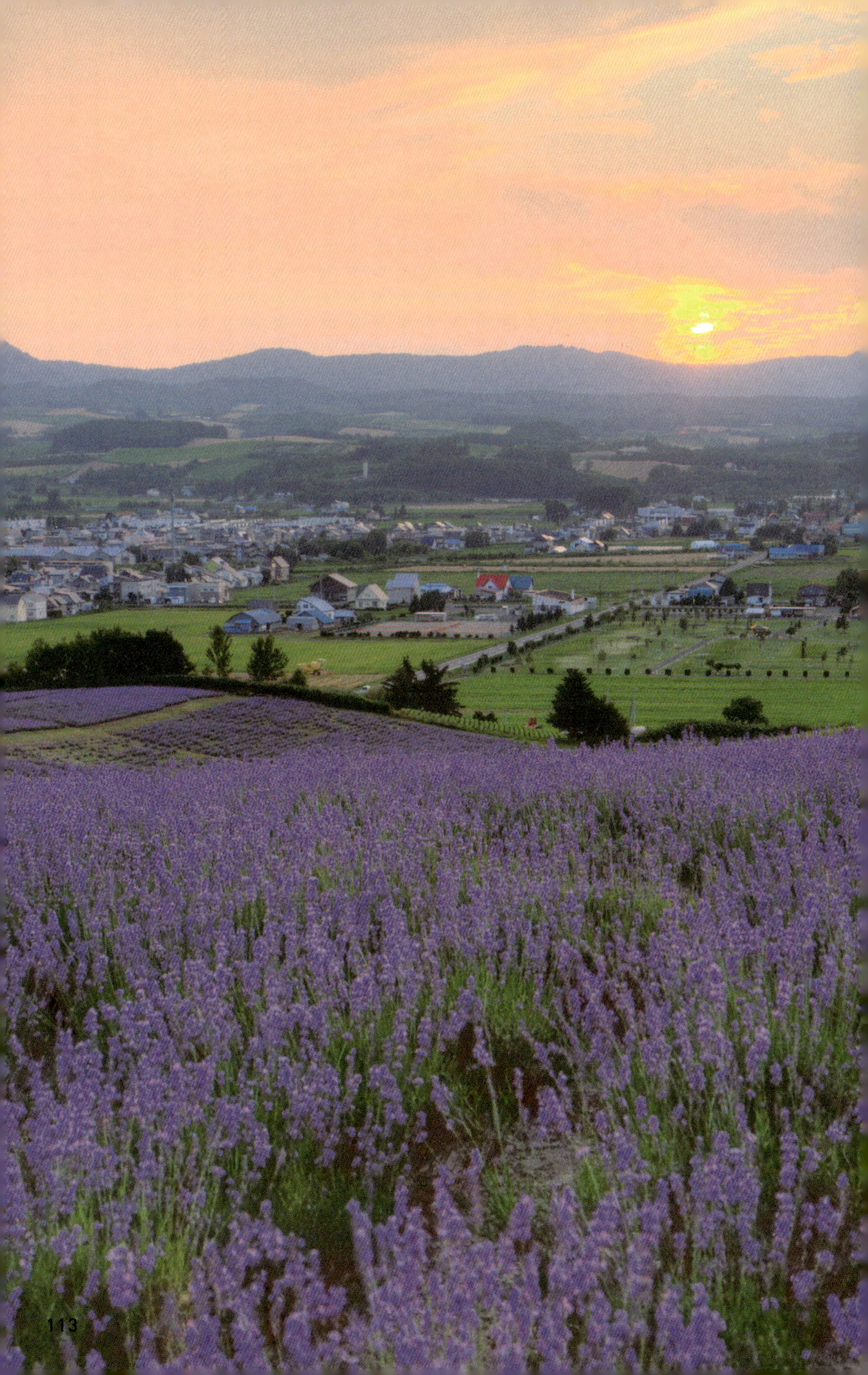

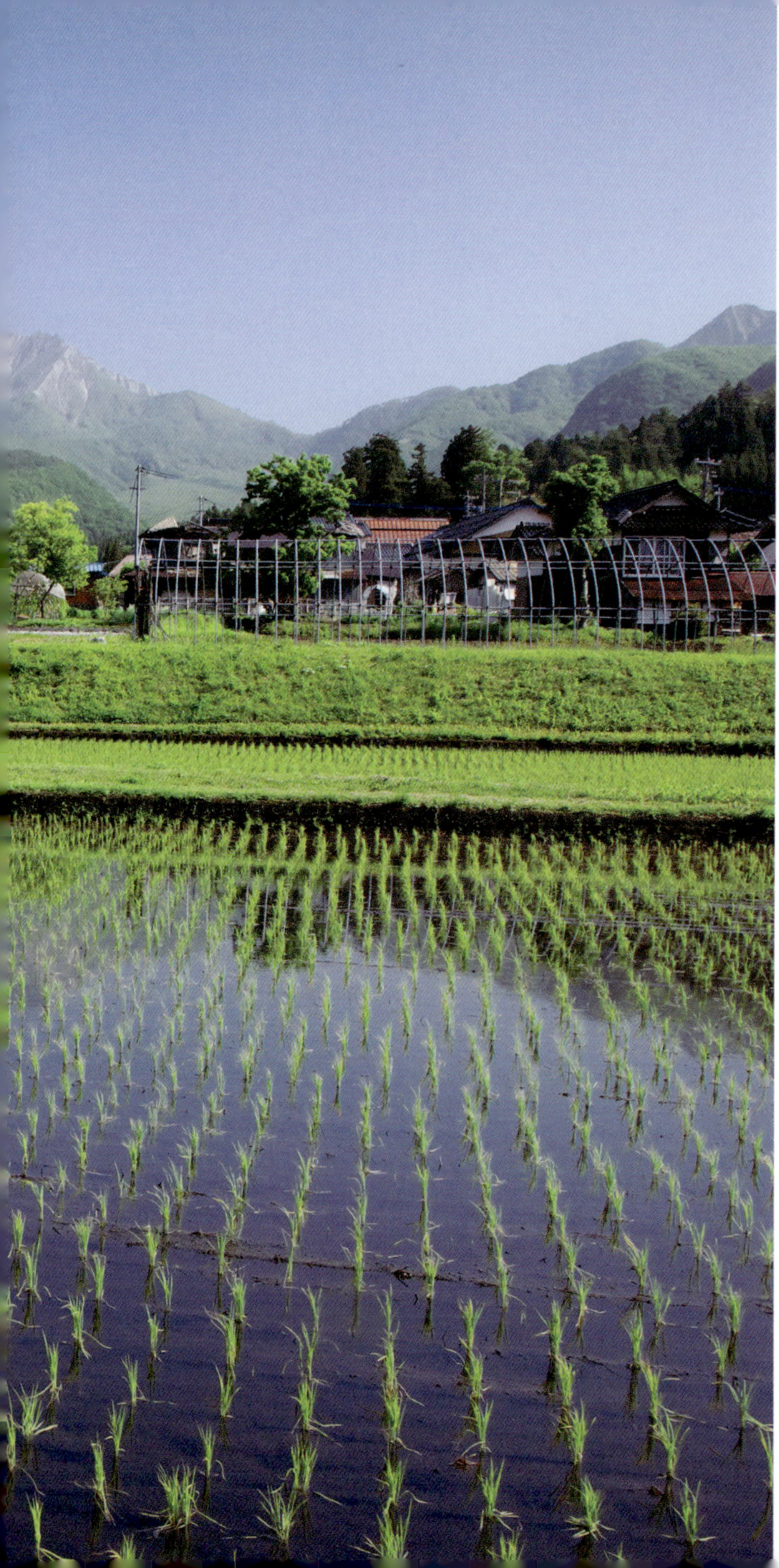

No.31

楽しい日々を想像しよう。
懐かしい日々を思い出そう。
幸せな時間が、あなたの痛みを消し去ってくれます。

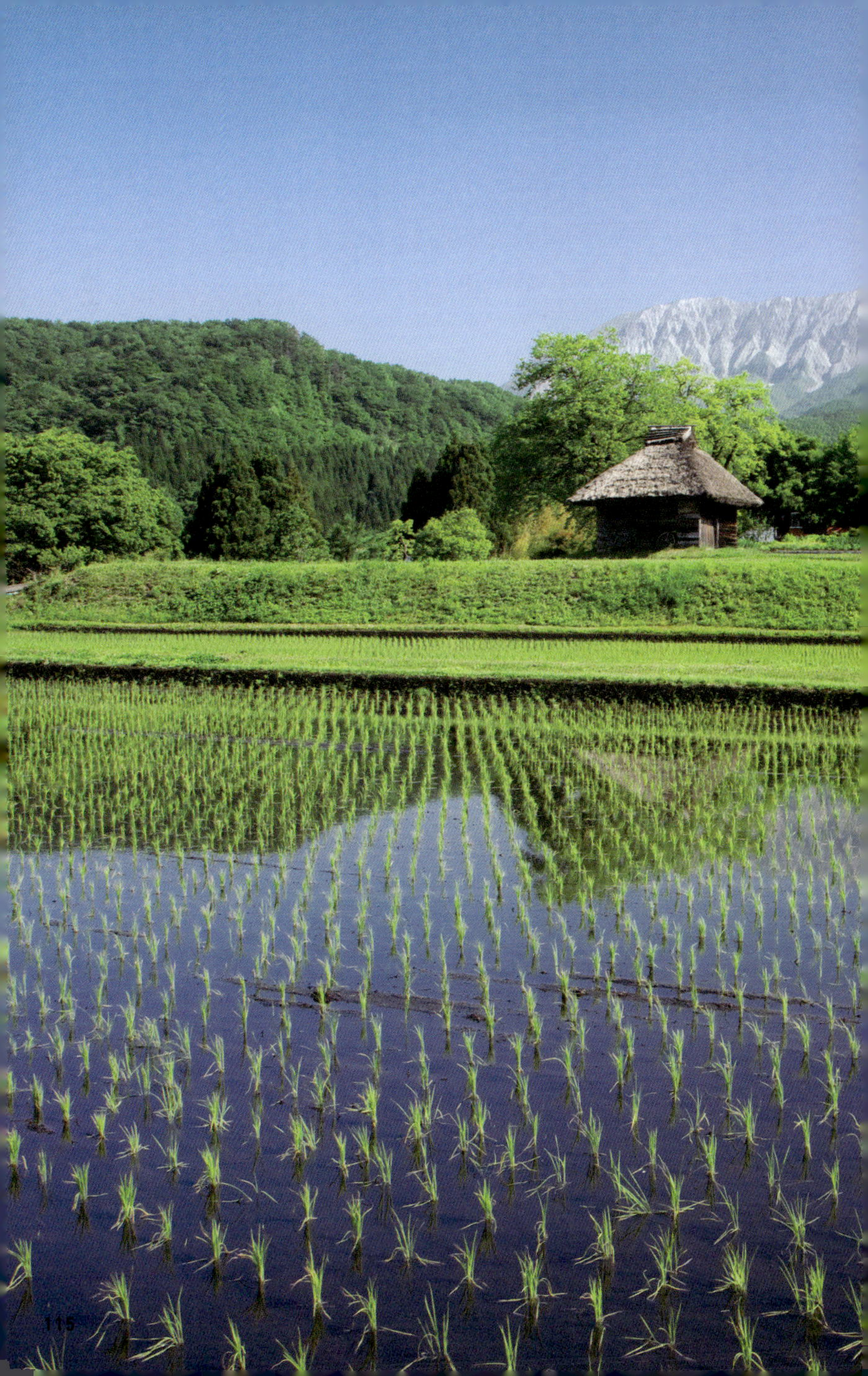

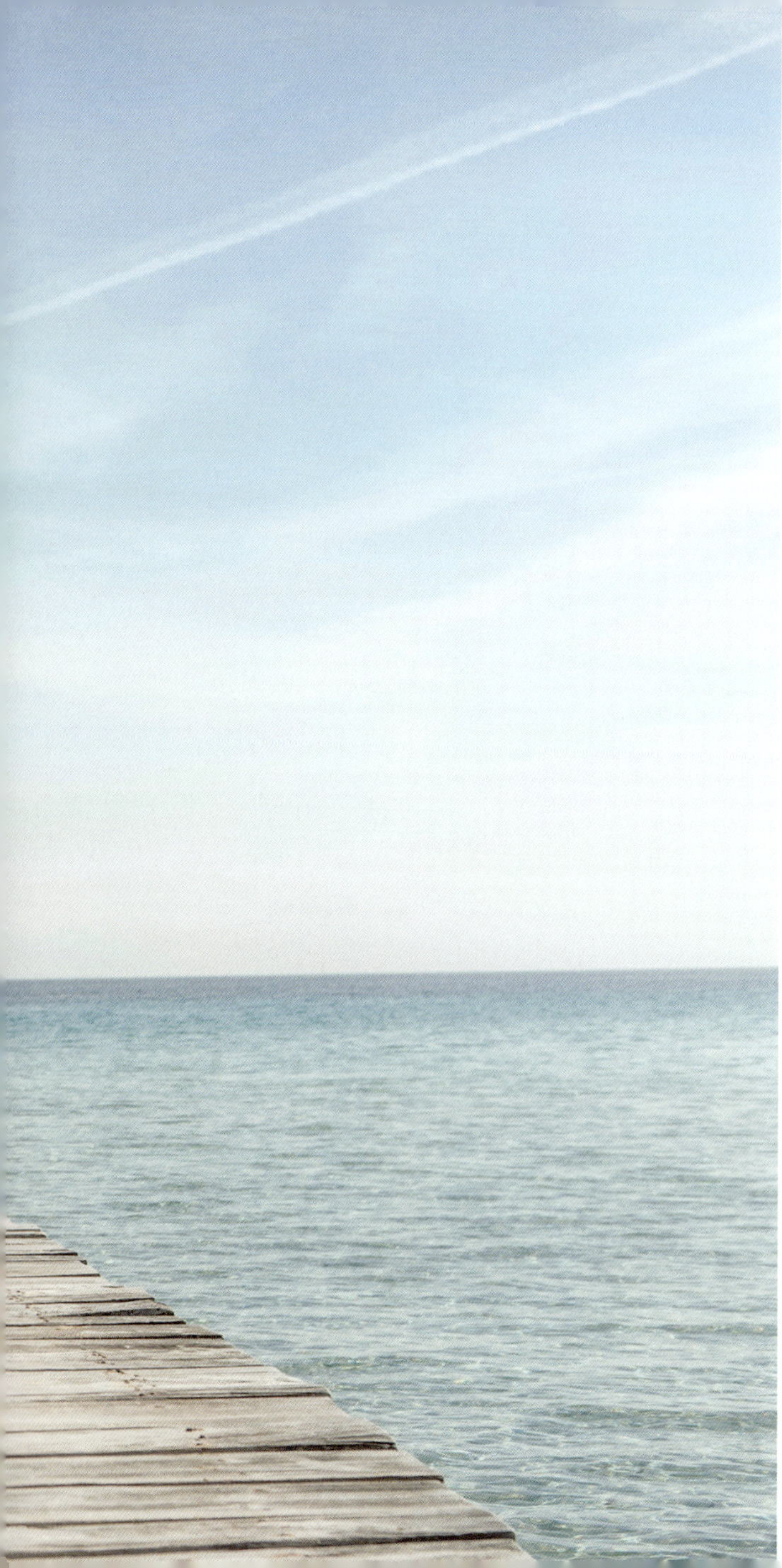

No.32

痛みのない未来は、必ず訪れるのです。

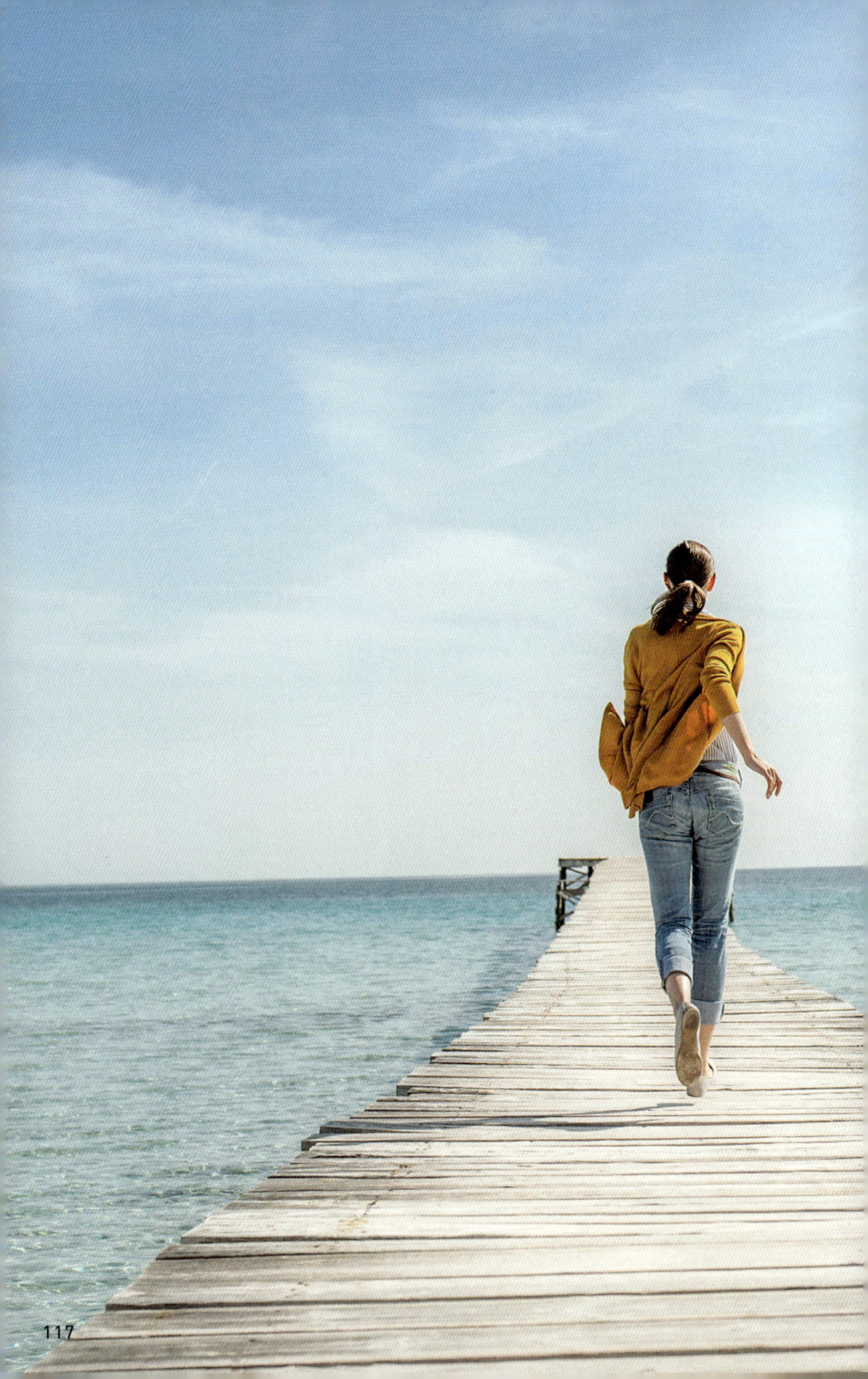

「脳が喜ぶゲーム写真」の答え

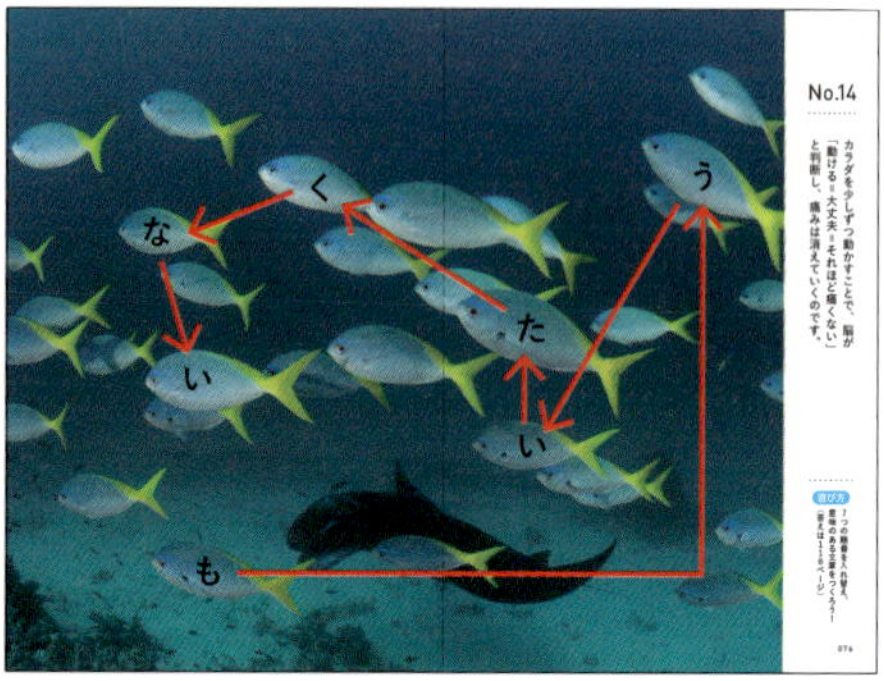

No.14

答えは
「もういたくない」

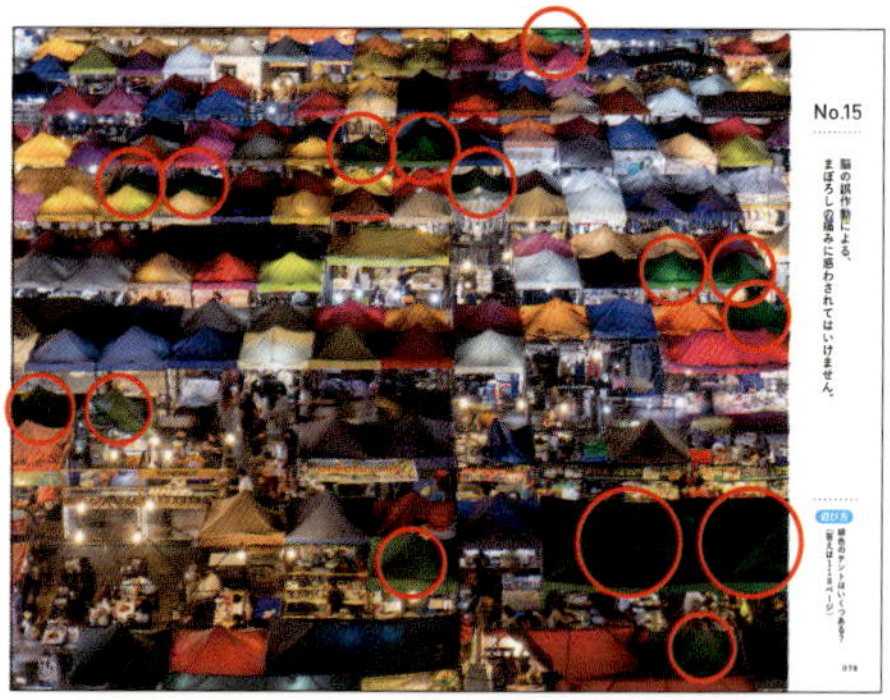

No.15

緑色の
テントは 15 個

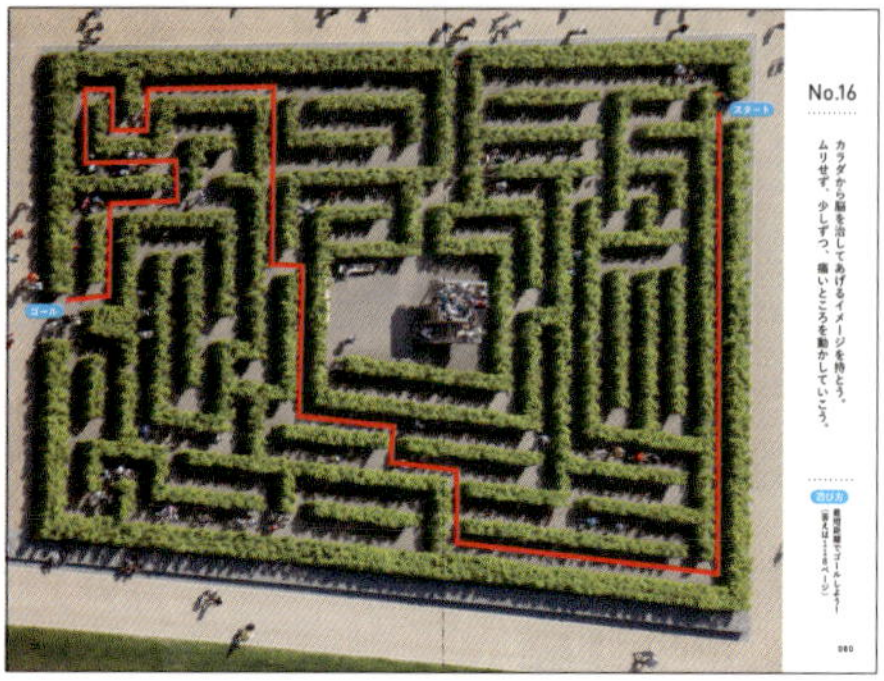

No.16

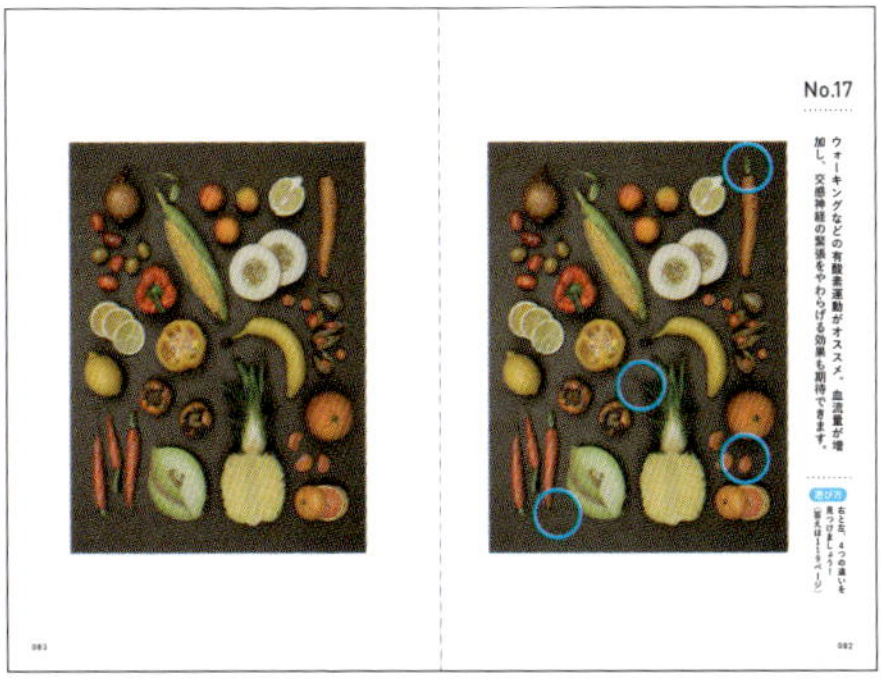
No.17
ウォーキングなどの有酸素運動がオススメ。血流量が増加し、交感神経の緊張をやわらげる効果も期待できます。
遊び方
右と左、4つの違いを見つけましょう!
(答えは119ページ)
082

No.17

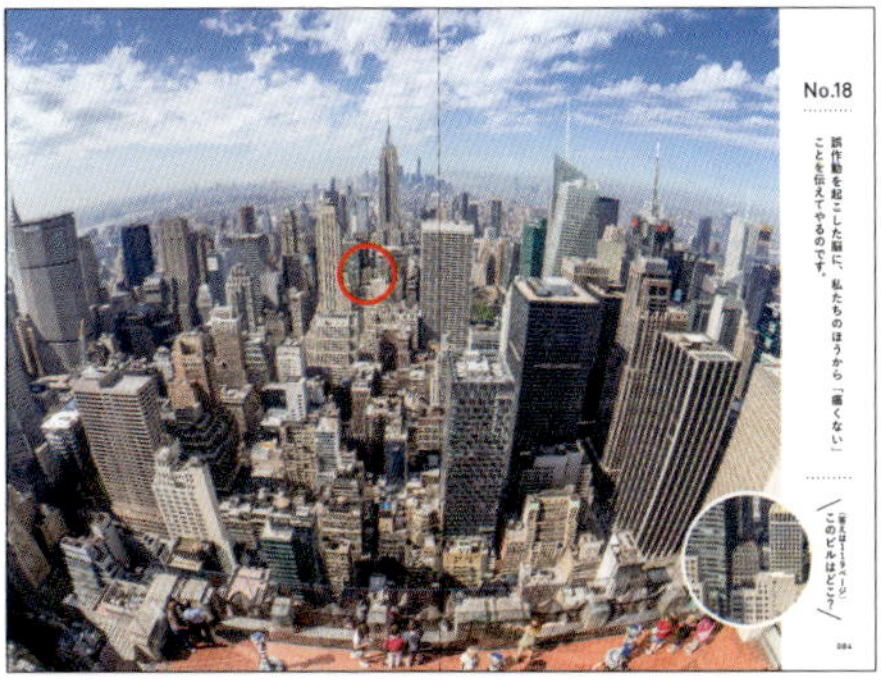
No.18
誤作動を起こした脳に、私たちのほうから「痛くない」ことを伝えてやるのです。
(答えは119ページ)
このビルはどこ?
084

No.18

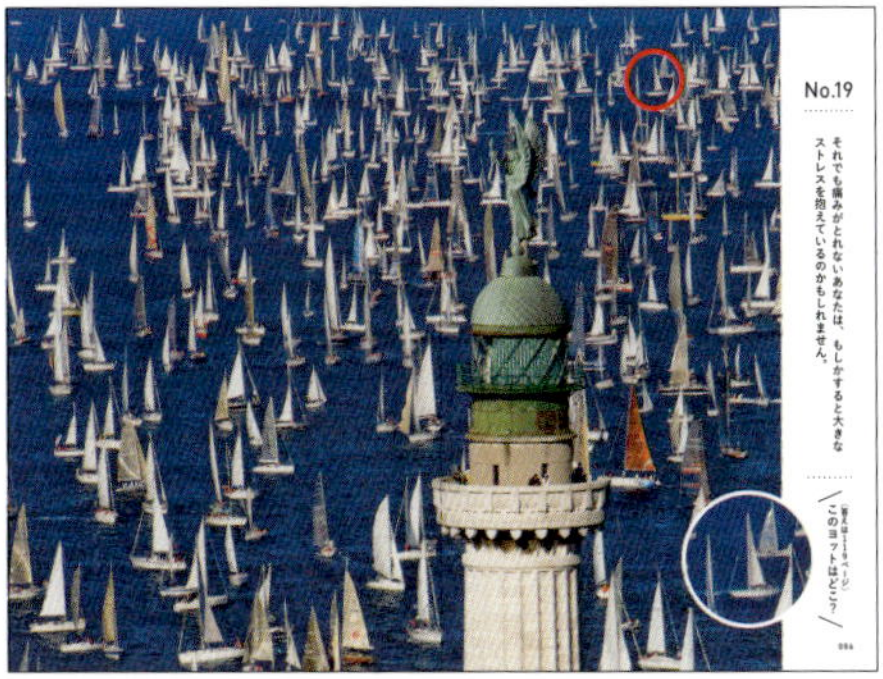
No.19
それでも痛みがとれないあなたは、もしかすると大きなストレスを抱えているのかもしれません。

(答えは119ページ)

このヨットはどこ?

086

No.19

これより
第2部のスタート！

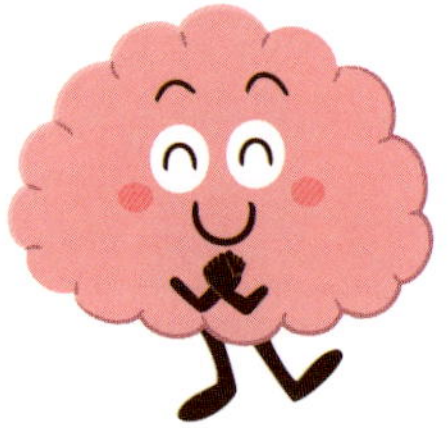

第2部

読むだけで痛みがとれるすごい方法

ここからは「痛みの9割は脳が原因である」ことを、
より奥深くご理解いただくパートとなります。
文章を読む行為そのものが、脳の勘違いを治していくように執筆しました。
いわば「痛みをとる格言」の長文版とご理解ください。
第2部の後半には、痛みをとるための「ストレッチ」や「呼吸法」も紹介します。
ぜひ、最後までお付き合いください。

第1章

「痛い！」と感じる
ワケを知れば
解決策が見えてくる

最新の研究で判明！　痛みの原因は脳である

今、痛みに対する研究が世界的に進んでいます。その結果、痛みの原因がどこにあるか解明されつつあり、これまでの常識がくつがえされようとしています。

痛みのおおもとはどこにあると思いますか？

これまで何度もお伝えしてきましたが、脳にあるのです。

たとえば、ヒザを机の角で強く打ちつけてしまったとしましょう。

「イタタタタ！」

思わず大きな声を上げてしまうほどの激痛が走るはずです。

もちろん、**痛いのはぶつけてしまったヒザですが、その痛みを感じているのは脳なのです。**

意外に思われるかもしれませんが、実は痛みの感覚はすべて脳でつくられているのです。

神経細胞を通じて、痛みの信号が脊髄《せきずい》から脳に伝わり、脳がそれをキャッチした瞬間に「イタタタ！」となるのです。

こうしたことは、昔から解剖学的には常識であり、17世紀にフランスのデカルトも痛み（熱刺激）が脳に伝わる様子を描いた絵を残しています。

しかし最近、痛みが体ではなく「脳の不調そのもの」に由来していることが、医学的に証明されつつあります。

アメリカのノースウェスタン大学などの研究でも、次のことが明らかにされています。

- **痛みは、すべてあなたの脳の中にある**
- **脳の働きを解明することが痛みの解明につながる**

・脳の活動が痛みの強さを決める

そして、痛みは脳の記憶媒体《ばいたい》にも刷り込まれていきます。つまり、脳が痛みを記憶しているために、「体が治った後でも痛い」などということも起こりうるのです。

存在しない手足が痛いのはなぜなのか?

「幻肢痛《げんしつう》」という現象を第1部でも紹介しました。

病気や事故などで四肢《しし》を失った方の、ないはずの手や足が痛み出す症状のことをいいます。たとえば、足を切断しているにもかかわらず、その足先に痛みを感じることがあるのです。

なぜこうしたことが起こるのでしょう?

はっきりした原因はわかっていませんが、脳内の痛みを感じる部分の記憶が更新されていないか、脳が錯覚を起こしているためと考えられています。

ないところが痛み出すのですから、当然、通常の痛み止めも効きません。

この幻肢痛も、脳で痛みを感じているからこそ起こる現象であるのは間違いないところでしょう。

脳の勘違いを正せば痛みは消える

この章の冒頭の2つの項目から、少なくとも以下のことが明らかになりました。

- 痛みは脳で感じている
- 脳は過去の痛みも記憶している
- 脳はときに勘違いや錯覚を起こす

ここから言えることは何でしょうか？

脳の勘違いを正してあげれば痛みは消えるということです。

では、どうすれば脳の勘違いが矯正されるのでしょうか？

これが信じられないくらい簡単なことなのです。

脳に「痛みはもう消えていますよ」と心と体で語りかけ、教えてあげればいいのです。

つまり、「もう痛くない」「痛みはとっくに消えている」と考え行動するだけで、痛みは消えるのです。

なぜなら、体に異常のない痛み自体が、幻肢痛と同じで、そもそも〝幻〟なのですから。ないはずの痛みを「イタタタタ！」と感じてしまっているだけなのですから。

次ページの2本の線を見てください。どっちが長いと思われますか？　100人が100人「下！」と答えるでしょう。

郵便はがき

切手を
お貼りください

105-0003

（受取人）
東京都港区西新橋2-23-1
3東洋海事ビル
（株）アスコム

痛み専門医が考案
見るだけで痛みがとれるすごい写真

読者　係

本書をお買いあげ頂き、誠にありがとうございました。お手数ですが、今後の出版の参考のため各項目にご記入のうえ、弊社までご返送ください。

お名前	男・女	才
ご住所　〒		
Tel	E-mail	
この本の満足度は何％ですか？		％
今後、著者や新刊に関する情報、新企画へのアンケート、セミナーのご案内などを郵送またはｅメールにて送付させていただいてもよろしいでしょうか？ □はい　□いいえ		

返送いただいた方の中から**抽選で5名**の方に
図書カード5000円分をプレゼントさせていただきます。

当選の発表はプレゼント商品の発送をもって代えさせていただきます。
※ご記入いただいた個人情報はプレゼントの発送以外に利用することはありません。
※本書へのご意見・ご感想に関しては、本書の広告などに文面を掲載させていただく場合がございます。

●本書へのご意見・ご感想をお聞かせください。

ご協力ありがとうございました。

で、正解はと言うと、2本の線は同じ長さなのです。

「そんなバカな！」と思われる方は、2本の線の長さを測ってみてください。

これは「ミュラー・リヤーの錯視《さくし》」と呼ばれている現象で、同じ長さの線でも、矢羽を外向きにつけるか、内向きにつけるかで、長さが違って見えてしまうのです。

この〝原理〟を利用しているのがつけまつげです。

つけまつげは、本物のまつげよりも上向きになっています。いってみれば、目

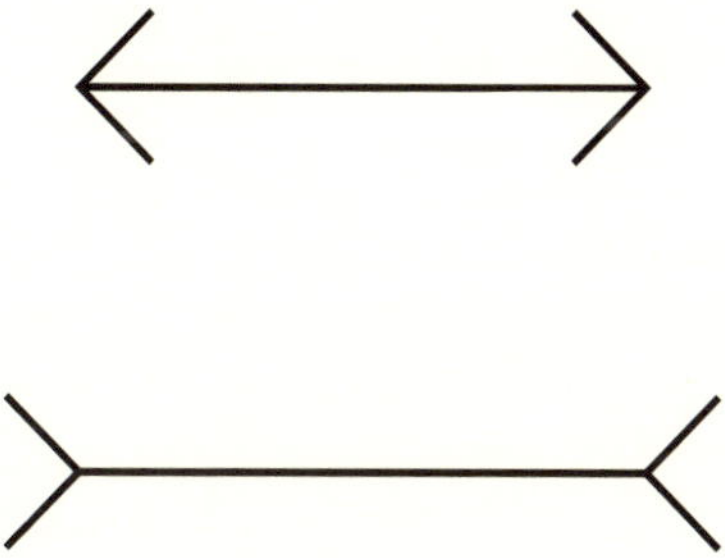

「目の錯覚」も脳が起こしている

に外向きの矢羽をつけているわけで、そうすることで目を大きく見せているのです。

錯覚のなかで、同じ長さの2本の線が違う長さに見えてしまうような現象は、「錯視」と呼ばれています。

錯視の研究は19世紀の中頃にドイツではじまり、最初に〝発見〟されたフィック錯視、以降、ウェイト・マッサロ錯視、エビングハウス錯視など様々な錯視が発表されています。

では、錯視とはなんなのでしょう？　簡単に言うと、読んで字のごとく目の錯覚ですが、実際は目ではなく、映像を感じ取る「脳」が錯覚しているのです。目が起こしているように思えて、実は脳が関与している……。

この構図に覚えはありませんか？

そうです、〝痛みの構造〟とまったく同じなのです。

幻肢痛は、失った手足が痛く感じる現象ですが、痛みのおおもとは脳でした。

目の錯覚（錯視）は、目が勘違いしているようですが、本当に勘違いしているのは脳です。

ここから言えることは何か？

私たちの心や体は、すべて脳によってコントロールされているといっても過言ではない、ということです。そして、様々な錯覚があることからもわかるように、脳というのは日常的に勘違いを起こしているものなのです。

あなたはどっち？「体の痛み」には2種類ある

かといって、すべての痛みが脳の錯覚、脳の不調からきているわけではありません。そんなに錯覚ばかりしていたら、おかしいですよね。

ここで、「敵を知り己を知れば……」ではありませんが、「痛み」について、基本的なことをおさらいしておきましょう。

「痛み」は、大雑把に言うと、次の二つの種類に分けることができます。

【体由来】

・原因がわかっている痛み

【脳由来】

・原因不明の痛み

・原因を治したのにとれない痛み

体由来の「原因がわかっている痛み」には以下のようなものがあります。

・すり傷　・切り傷　・打撲《だぼく》　・ねんざ　・骨折　・風邪の頭痛　・インフルエンザの関節痛　・痛風《つうふう》　・尿路結石　・帯状疱疹《たいじょうほうしん》など

これらの痛みはつらいものではありますが、「原因がわかっている」ということは、原因さえ取り除けば、痛みはなくなるということでもあります。

痛みが消えるまでに時間がかかるものもありますが、先が見えているだけで人は希望を持つことができます。

実は日本で２３００万人が慢性痛に悩んでいる

一方、脳由来の「原因不明の痛み」についてはどう考えればいいのでしょうか。

実はこれが大問題なのです。自分に何が起こっているのか……。痛みはあるけれど、その原因がわからないのです。さしたる原因がないといってもいいでしょう。

これでは病院に行っても、何科を受診したらいいのかさえわかりません。

思い切って受診しても、「おかしいですね。レントゲン検査や血液検査では、特に問題はありませんでした」「気のせいではないですか」などと言われ、途方に暮れてしまうことでしょう。実際こういうことは、多くの方が経験済みかもしれませんね。

また、もともとは「体由来」の「原因がわかっている痛み」だったのが、原因は解消したはずなのに痛みだけ残ってしまったり、痛みがぶり返す場合もあります。

こうした痛みの総称が「慢性痛」です。

「このまま歩けなくなったらどうしよう……」

日本人の多くが慢性痛に悩まされ、こんな不安を抱えているのが現状なのです。その数は2300万人（4～5人に1人）におよぶと推定され、すでに社会問題になりつつあります。痛みのせいで会社をひんぱんに休むのは気が引ける……などの理由で仕事をやめてしまう人も、少なからずいるとみられています。

痛みに襲われたとき、最初にすべきこと

ここまでで痛みは大きく二つ、脳由来と体由来のものに分けられることはおわかりいただけたでしょう。お話ししたように、**最初は純粋に体由来だったものが、慢性化するにつれて脳由来になることもあります。**

では、痛みに襲われたとき、まずすべきこととは？

整形外科などに行って診察と検査を受け、体由来のものか徹底的に調べてもらうことです。「脳からきている」などとシロウト判断して何も手を打たなければ、治るものも治らず手遅れになってしまう可能性もあるからです。痛みを抑えることは大切ですが、それ以上に原因のわかっている痛みでないかどうか知ることに注力してください。

頭痛ひとつとっても、原因は様々です。そして、原因がわかるのかわからないのか

はっきりしないと、その先の治療方針も決まりません。

その後、いくら治療を受けても痛みが治まらない、一度治まっていた痛みがまたぶり返した。あるいは、現代医学でどれだけ調べても体自体は壊れていないことがわかったとき……。

そんなときこそ、本書や私のクリニックの出番なのです。

なぜならこうした痛みは、お話ししたように脳の不調や錯覚、勘違いからきていることが多いからです。

ですから私は、痛みに襲われた方がいきなり私のクリニックにいらっしゃったときは、まず大病院でしっかり検査をして、痛みの原因をつきとめてもらうようアドバイスしています。

「イテテテ！」と感じているのは脳

痛みというのは、体の中をどのように伝わっていくのでしょうか。もう一度復習してみましょう。

たとえば、腰痛の場合はこうなります。

腰の神経細胞から発せられた痛みの〝信号〟は、ものすごいスピードで脊髄を通って脳にたどり着きます。その瞬間に私たちは「イテテテ！」となるわけです。たしかに痛いのは腰ですけど、その痛みをキャッチしているのは脳なのです。脳には1000億個以上もの神経細胞が集まっています。逆に、もし痛みを感じる神経細胞が一つもない脳があるとしたら、腰は痛くもかゆくも感じないのです。

扁桃体は〝幻の痛み〟の演出者

最新の研究で、痛みがあるときは（痛みがあると感じているときは）、脳の「扁桃《へんとう》体《たい》」という部位が活発に働いていることがわかってきました。

そもそも扁桃体も神経細胞の集合体で、大脳の中央下部にあり、大きさは1・5センチほどです。「情動の発電装置」と呼ばれることもある部位で、恐怖、不安、怒りといったネガティブな感情にかかわっています。弱肉強食を生き抜くために受け継がれてきた、原始時代の名残ともいわれています。

痛みが長続きすると結果的に扁桃体自体が不調を来たし、異常な興奮状態になります。痛みの信号がこなくなっても、痛みがあるように感じてしまうのです。

つまり、扁桃体には「痛い！」と勘違いしてしまうクセがあり、〝幻の痛み〟の重要な演出者なのです。ストレスや不安を抱えている人ほど、扁桃体がビクビクする傾向があります。

痛みをやわらげてくれる側坐核

一方、脳には痛みをやわらげてくれる部位もあります。

それが、脳の中心近くにある「側坐核《そくざかく》」という部位です。

側坐核は痛みをやわらげる物質を放出していて、〝やる気ホルモン〟のドーパミンによって活性化します。脳の左右にある2ミリほどの器官です。

そしてドーパミンの量が増えることで、ビクビクしていた扁桃体は元の状態に戻り、「あれ？　もう痛くないじゃん」と気づくわけです。

この側坐核にはたいへん興味深い性質があります。

本当はやる気がなくても、まずやってみることで（つまり行動に移すことで）、側坐核には「やる気のスイッチ」が入るのです。逆に、いくらやる気はあっても体の動きがともなわなければ側坐核は反応しません。

たとえば、部屋の大がかりな片づけをしなければならないとしましょう。通常は、頭の中にでも〝完成図〟を描き、それをもとに進めようとするでしょう。しかし、いまひとつやる気が起こらず、「この本を読んでから」「テレビ番組が終わったら」などと考えてしまいます。

そんなとき、「とにかくやってみよう」と体を動かし、椅子の一つでも移動させると、たちまち側坐核にスイッチが入るのです。

当然、片づけはどんどん進み、体を動かしているうちに、いつの間にか頭の中の〝完成図〟も仕上がっていきます。

側坐核は「見る前に跳ぶ」ことで活性化する性質を持っているのです。

側坐核のこの性質を利用すれば、体の痛みも効率的にとることができます。

どうすれば側坐核を活性化できるか

側坐核を活性化する方法はいろいろとあります。

・痛い部分を動かしてみる

体の痛い部分を動かすというのは、経験がないと、とても勇気がいることでしょう。そのままでも痛いのですから、できたらそっとしておきたいもの。その部分を動かせば、もっとひどい痛みにおそわれる……。そんな恐怖感があっても不思議ではありません。

ところが、実際は体を動かしても痛みが増えることはないのです。いや、むしろ、**体を動かすことで結果的に痛みが軽減したり、治まったりすることが圧倒的に多いのです。**

そもそも体に異常のない慢性痛は〝幻〟なのですから、体を動かすことへの恐怖感を、どうしてもぬぐい取る必要があります。

ただ、体を動かし始める際に忘れてはならないポイントがあります。それは、「少しずつ」動かしていくことです。急に激しく動かすと、錯覚を起こしている脳には刺激が強すぎ、痛みがひどくなってしまいます。たとえば腰痛だったら、腰を軽く伸ばしたり、ほんの少し前かがみの姿勢を取ることから始めましょう。

そして、もうおわかりでしょう。このように体を軽く動かすことで、側坐核の〝やる気モード〟にスイッチが入るため、痛みがやわらぎ始めるのです。

・軽い運動をする

理屈は前項と同様です。特におすすめは軽いジョギングなどの有酸素運動で、体を動かすことでドーパミンが分泌されます。「ちょっともの足りないかな」というくらいの、無理のない範囲から始めましょう。

・達成感を持つ

「できたぞ！」という思いがドーパミンを分泌、側坐核を活性化します。達成感を持つことはとても大切なのです。

・趣味を楽しむ

好きなことに時間を使うと側坐核は活性化します。ですから、趣味を楽しむだけで、体の痛みはその場から消えていくのです。

散歩する、絵を描く、旅行する、コンサートを聴きに行く、カラオケに行く、料理教室に行く、ゴルフに行く、映画を観る、ダンベルを上げる……。自分が「楽しい」

と思えることならなんでもかまいません。

こうした側坐核を活性化させる具体的な方法については、第3章以降でくわしくお話ししていきます。

好きな人ができると痛みは消える!?

好きな人ができただけで慢性痛が消えることもあります。

といっても、引き寄せ的なシュールな話ではなく、しっかりと医学的根拠のある話です。

たとえば、アメリカのスタンフォード大学の研究で、「好きな人」の写真を見るだけで、痛みがとれることもわかっています。

好きな人ができると胸が高鳴り、相手のことで頭がいっぱいになりますよね。会う時間をつくるためにこれまで以上にがんばって仕事をしたり、趣味の料理に力を入れたりすることもあるでしょう。そのようなとき、脳ではドーパミンが大量に分泌されているのです。すると側坐核は活性化され、痛みを感じなくなります。

氷川きよしを聴くと痛みが消える!?

あるとき、慢性的な腰の痛みを抱えている、知り合いの中年女性がこんなことを言いました。

「先生、氷川きよしさんのコンサートに行くと、腰痛がなくなるんですよ」

「そんなことがあるの!?」と思われるかもしれませんが、実は医学的にはありうる話なのです。といっても、「痛みに氷川きよしさんが効く」とみなさんにおすすめしたいわけではありません。

そうではなく、**好きなことに夢中になると、ドーパミンが大量放出されるのです。**

痛みへ向いている思いが薄れたり、思いが痛みから逸れたりする効果もあるでしょう。まさに、前項でお話しした「好きな人」が、その女性にとっては、たまたま氷川きよしさんだったということです。

ですから、ＡＫＢ48ファンで肩痛に悩まされている方は、「ＡＫＢ48を聴くと肩痛が消える」となるのです。

「大好きな氷川きよしさん」や「大好きなＡＫＢ48」は、痛みをやわらげることに関しては、趣味のスポーツで体を動かすのと同じ効果があるのです。

好きなことを持つのは、体の痛みをとる上でも、とても大切なことがおわかりいただけたと思います。

達成しやすい目標を持つことも大切

目標を持ち、それを達成することでも側坐核は活性化します。

まずは、達成しやすい目標を持つようにしましょう。

富士山を前にすると、登るのに躊躇する人がほとんどでしょう。最初の目標とするにはあまりにも難攻不落だからです。

ところが目の前にあるちょっとした階段ならどうでしょう。しかも「3段上る」くらいの目標に設定しておけば、足腰に痛みがある人でもクリアーできるでしょう。

その際の達成感が大切なのです。

極端な話、富士山に登頂しようと、小さな階段を2～3段上ろうと、側坐核は同じように活性化します。ですから低めの目標から始め、少しずつ高くしていくのです。**目標を何度もクリアーし何度も達成感を味わい、側坐核を何度も活性化させたほうが賢い選択なのです。活性化させればさせるほど、痛みは一歩一歩、面白いほどとれていきます。**

第2章

“ストレスに気づく”だけで消える痛みもある

脳をダマすことから始めよう

痛みというのは、

・本当に痛いもの
・本当以上に痛いもの
・本当は痛くないはずなのに痛いもの

――どんな痛み方にしろ、脳が関与していることはすでにおわかりいただけたと思います。

その脳の関与のしかたも、かつてあった痛みが今もあると錯覚している場合もあれば、脳の不調から実際の痛み以上に強く感じている場合もあるでしょう。

ですから、**痛みをやわらげる物質を放出している側坐核を活性化させることが有効なのですが、それと並行して「脳をダマす」ことも大きな効果を生みます。**

でも、脳をダマすことなんてできるのでしょうか。

脳というと、頭脳という言葉もあるように、いかにも機能として優秀というイメージがあります。ところが最近の研究で、脳にはあまり出来のよくない部分があることもわかってきたのです。私自身の診療においても、そう実感することがあります。

そもそも痛みというのは、火災報知機のようなもので、本来は体に迫っている大きな危機を知らせるための信号です。ところがこの報知器の出来があまりよくなく、間違えることが結構あるのです。火事でもないのに半鐘《はんしょう》を鳴らして大騒ぎしているようなものでしょうか。

ここでは脳のそんなおっちょこちょいな特性を利用して、逆に脳をダマして痛みをとることを考えてみました。

簡単なことです。

「本当はもう痛くない」

「明日になれば痛みは消える」

などと脳にささやけばいいのです。

コツは、本気でそうささやくこと。おっかなびっくりではいけません。痛い部分を少し動かしながらささやくと、より効果的かもしれません。なぜなら、「動いている」ということは、「体は壊れていない」ということだからです。

脳に「大丈夫だよ」と、体から教えてあげるのです。

この本の写真を見ながらでもいいですし、有酸素運動をしながらささやけば、さらに効果的です。第3章でくわしくお話しするように有酸素運動により、やる気をうながすドーパミンが出るからです。ドーパミンは脳内麻薬でもありますから、脳はよりダマされやすくなります。

すっかりダマされた脳は「そうか、もう痛みの信号を出す必要はないのだな」と考え、実際に痛みはやわらいでいくのです。

痛みは自分の心の苦しみでもある

精神科と心療内科の違いをご存じでしょうか。

ごく簡単に言うと、精神科は心の悩みを解消したり、心の病気そのものを治療します。一方、心療内科は心の悩みが身体症状にあらわれたときにお世話になります。つまり、心の悩みが心に出たときにお世話になるのが精神科であり、心の悩みが体に出たときにお世話になるのが心療内科ということになります。

たとえば、心臓がドキドキする症状が続いているとしましょう。心臓の動悸《どうき》は不整脈や貧血、また心筋梗塞《しんきんこうそく》などの可能性もありますから、内科を受診するのが一般的でしょう。ところが、内科で診てもらい、いろいろな検査をしてもおかしなところは見つからず、「異常はありません」ということになったとします。

内科医のお墨付きをもらったのは良かったのですが、心臓のドキドキは、やはりいっこうに治まらない……。

こんな場合は、体ではなく心に問題があることが少なからずあるのです。このところ、残業が続いている。遺産相続でごたごたしている。境界線をめぐってご近所と揉めている。ご主人とうまくいってない……。何か思い当たる節があるはずです。

そんなときは心療内科を受診してみることをおすすめします。

この例では、ストレスが心臓の動悸としてあらわれましたが、胃が荒れる（ストレス性胃かいよう）としてあらわれることもありますし、実は、肩の痛み、腰痛など体の痛みとしてあらわれることもあるのです。

いや、そう言うと「たまにそういうことがあるのかな」程度に思われるかもしれませんが、実は原因不明の慢性的な体の痛みの多くに、コレが含まれていると考えられます。

その場合、整体を受けようと薬を飲もうと、はたまた手術を受けようと、体自体は悪くなく骨にも異常はないのですから、結局痛みは鎮まらないのです。

では、そんなときはどうすればいいのでしょう？

何もしないことです。ストレスというのは「ある」と意識するだけでも、心にのしかかる度合いが低くなります。そしてストレスが軽減されれば、体の痛みも消えるか軽くなることが少なからずあるのです。

痛みの声を聞くだけで痛みはとれる

体のどこかに痛みが出たときに、あわてて体を揉んだり、マッサージなどをする必要はありません。こうしたことが、むしろ脳の痛みへの集中度合いを増してしまい、痛みを増幅させてしまうこともあります。脳のためには逆効果なのです。

原因のはっきりしない痛みが出たときは、「痛みの声」にじっと耳を傾けてみましょう。痛みは何かを伝えたがっているのかもしれません。

それは、ダンナさんへの怒りかもしれません。職場の上司からのプレッシャーかもしれません。生活上の不安かもしれません。

痛みの声に耳を傾けることで、自分がどんなストレスにさらされているかがわかってきます。

それはまた自分の中で、今何が一番ネガティブな感情であるかに気づくことでもあります。


ストレスというネガティブな感情があることに気づくだけで十分です。

痛みの声を聞くことはできたでしょうか？


「君（痛み）の言いたいことはわかったから安心して」

と伝えてあげましょう。

そして、

「体は壊れていないから自分は大丈夫」

仕上げにそう唱えるだけで、痛みは軽くなるでしょう。

ストレスの正体を知るだけで痛みが消える

「理由がわからない」というのは気持ちがよくないものです。

たとえば、朝起きたら、本棚の本が何冊か床に散らばっていたとしましょう。たいていの人は「えっ⁉　どうして？」と不可解な気持ちになってしまうはずです。

ところが、明け方に地震があって、その揺れで本が落ちたとわかったらどうでしょう。

そのとたんに、「幽霊の正体見たり枯れ尾花《おばな》」ではありませんが、「ああ、そういう理由があったのか」と気分はすっきりするはずです。

ここで注目したいのは、本が散らばっている理由がわかれば、本が散らばったままでも、取りあえずすっきりするということです。

実は痛みにもそんなところがあります。

何を隠そう、私の首から肩にかけての痛みもそうでした。

理工学部の修士課程に進んだころからでしょうか。首と肩にひどい痛みが起こったのはすでにお話ししたとおりです。

あわてて整体に行っても治りません。マッサージを受けても治りません。整形外科で様々な検査を受けましたが、「悪いところはありません」と言われるだけでした。痛みに耐えかねてブロック注射を打ってもらい体の神経をマヒさせても、麻酔が切れるとひどい痛みがぶり返します。

「この痛みはなんなのか⁉」

どうしてこんなに痛いのだろう……。理由がわからない私は不安でいっぱいでした。


痛みの理由がわかったのは、「自分の痛みは自分が医者になって治すしかない」と考え、医学部に入り直してからでした。

痛みの原因は、なんとストレスだったのです。

当時は痛みの研究が世界的に進みつつあった時期で、痛みの原因が脳に起因することもある、ストレスが痛みとなってあらわれる、といった説が出始めていました。研究論文を読みあさってみると、私の肩の痛みは、脳へのストレスからきていると確信せざるをえませんでした。完成間近のジグソーパズルのピースがぴったりはまっていくように、思い当たる節だらけだったのです。

ストレスで胃に穴が開くという話は聞いたことがありましたが、ストレスが痛みとなってあらわれることがあるとは、露《つゆ》ほども考えませんでした。私にとっては青天の霹靂《へきれき》、出来のいいミステリー小説の犯人がわかったとき以上の驚きでした。

そもそも、自分がストレスを受けているという自覚がありませんでした。

大学院時代、教授から何度となく叱責《しっせき》を受けたりもしましたが、嫌だなとは思ったものの、それがストレスだとは感じていませんでした。

まして医学部に入り直してからは、プレッシャーもないし、ハッピーにすごす毎日でした。それでも痛みは続いていましたが、「あの頃パソコンに向かっている時間が長く、ずっと首が下がった姿勢でいたから、首がやられてしまったのかもしれない」

くらいに考えていたのです。まさかストレスが原因だったとは……。

原因がわかったことで、私は安心しました。気分はまさに難事件を解決した名探偵といったところです。いい気分でいると、あれほど私を悩ませた痛みは徐々に薄れていきました。

・ストレスというのは、自分が意識する以上にかかっているものだということ。
・痛みの原因がわかると、それだけで気分的にもすっきりして痛みが消えていくこと。
・一度、ストレスが痛みとなってあらわれると、それがクセになって軽度のストレスでも、もしくはストレスがなくなっても痛みが続くこと。

私はこうしたことを身をもって学んだのでした。

第3章

痛みをとりたきゃ、痛いところを動かしなさい

痛いときこそ体を動かそう

体が痛いときは、運動して体を動かすことをおすすめしています。

「痛いのに体を動かすなんて……」

「痛みが悪化しませんか?」

そう思われる方が多いかもしれません。

でも、痛みのプロである私は断言します。

「そんなことはありません」と。

前出の言葉は、あなたの恐怖心が言わせているにすぎません。ものは試し、今すぐにでも痛いところを動かしてみてください。ただし繰り返しになりますが、痛みにビクビクしている脳がビックリしないように「少しずつ」動かしていく、つまり「少しずつ」脳を慣らしていくのが大前提です。

特におすすめなのが、ジョギング、ウォーキング、水泳などの有酸素運動です。

といっても、有酸素運動をすることで体の血行を良くしたり筋肉の凝りをほぐしましょう、というわけではありません。

では、何のために有酸素運動をすると思われますか？

神経伝達物質であるドーパミンの分泌量を増やすためです。

繰り返しになりますが、ドーパミンが増えることで脳の側坐《そくざ》核《かく》が活性化し、痛みをやわらげてくれるのです。

有酸素運動をすると、脳内にドーパミンが多く分泌されることが医学的にわかっています。たとえば**ジョギングを20分程度すると、痛みが減ってきます**。ドーパミンによって側坐核が活性化し、痛みをやわらげてくれるのです。

ドーパミンは、セロトニン、ノルアドレナリンと並ぶ三大神経伝達物質の一つです。

神経伝達物質とは、私たちの〝気分〟にかかわっている脳内物質で、ドーパミンは気分がいい、気持ちがいい、楽しいなどと感じたときに脳内に多く分泌されます。

ドーパミンは痛みや恐怖心をやわらげてくれる

ドーパミンはもう一つ、痛みを抱える人にとって、とてもありがたい特色を備えています。それは何かと言うと、痛みはもちろん、恐怖心を緩和する作用もあることです。 ですから、取り組みを続けるほど恐怖心が減っていき、痛みも加速度的に改善していくのです。

ただし、ドーパミンが過剰に分泌されることは避けなければなりません。

ドーパミンは快楽や興奮に関わる神経伝達物質でもあります。バランスよく分泌されている分には、やる気も出ているので、いろいろなことに前向きに取り組めます。

ところが、分泌が過剰になると、より強い刺激を得たいという衝動が前面に出て、無意識に快楽を得るための行動を繰り返すようになってしまうのです。ギャンブル依存症や麻薬中毒はドーパミン過剰の結果ともいわれています。ドーパミンが快楽物質、脳内麻薬とも呼ばれるゆえんです。

ギャンブルをしている最中、痛みは消えているはずですが……、ここでも〝やりすぎ〟には注意しなければなりません。

だからこそ軽めの有酸素運動がおすすめなのです。

好きなことで体を動かすのがいちばん

ジョギングはちょっと……という人は、自分の好きなスポーツを楽しみながらやってみましょう。

たとえばサッカーが好きな人は、腰が痛いなりに動ける範囲で、無理なく仲間と楽しめばいいのです。ゴルフが好きな人であれば、まずは素振りやパターの練習からで十分です。

かといって、こうした動きをしたからといって、ダイレクトに痛みに効くわけではありません。
痛みに対して、少しずつ慣れていく効果に加え、心理的な効果も大きいのです。

「痛いのに体を動かすことができた」
「体を動かしても大丈夫なんだ」
「好きなことをして体を動かすのは楽しい」
「今度はもう少し動けるようになりたい」

こうした気持ちになることが大切なのです。
なぜなら、こうした思い、達成感によってもドーパミンが分泌され、側坐核が活性化するからです。繰り返しになりますが、側坐核が活性化すると扁桃体に働きかけ、痛みをやわらげてくれます。そして、脳が錯覚を起こすことも減っていきます。

簡単だから続けられる「20秒伸ばすだけストレッチ」

「少しずつ」という意味では、これから紹介する「20秒伸ばすだけストレッチ」も、痛みをとるうえでは効果的です。

手軽にできるストレッチが、体質改善や健康増進に役立つことはすでに多くの方がご存じでしょうが、中には「ストレッチの正しいやり方がわからない」という方もいらっしゃいます。

そういう方もご安心ください。

ここで言う「ストレッチ」には、教科書的な知識は不要です。ストレッチ＝体を伸ばすこと、と考えてください。

大事なのは「痛いのに体を動かせた」「動かしても大丈夫なんだ」ということを、体から脳に教えてあげることです。

そのためには、いきなり本陣に斬り込むと言うと大げさかもしれませんが、痛いところに直接アピールすることが大切になります。

では具体的に、どんなストレッチをするのか紹介していきましょう。これは私のクリニックでおすすめしているやり方でもあります。

「痛いところに直接アピール」するわけですから、当然、痛い場所ごとにやり方は違ってきます。

ここでは代表的な痛み（慢性的な痛み）をいくつか取り上げ、やり方をお伝えします。

これらのストレッチは朝起き抜けに20秒、寝る前に20秒、つまり1日2回やれば十分な効果が期待できます。

●首の痛み

・首を後ろに反らし、ジワーッと20秒伸ばし、戻します。

ポイント

無理をせず、できるところまでで結構です。少しずつ範囲を広げていきましょう。

痛みを感じたら、すぐやめましょう。

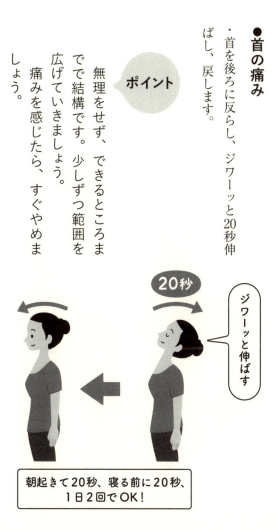

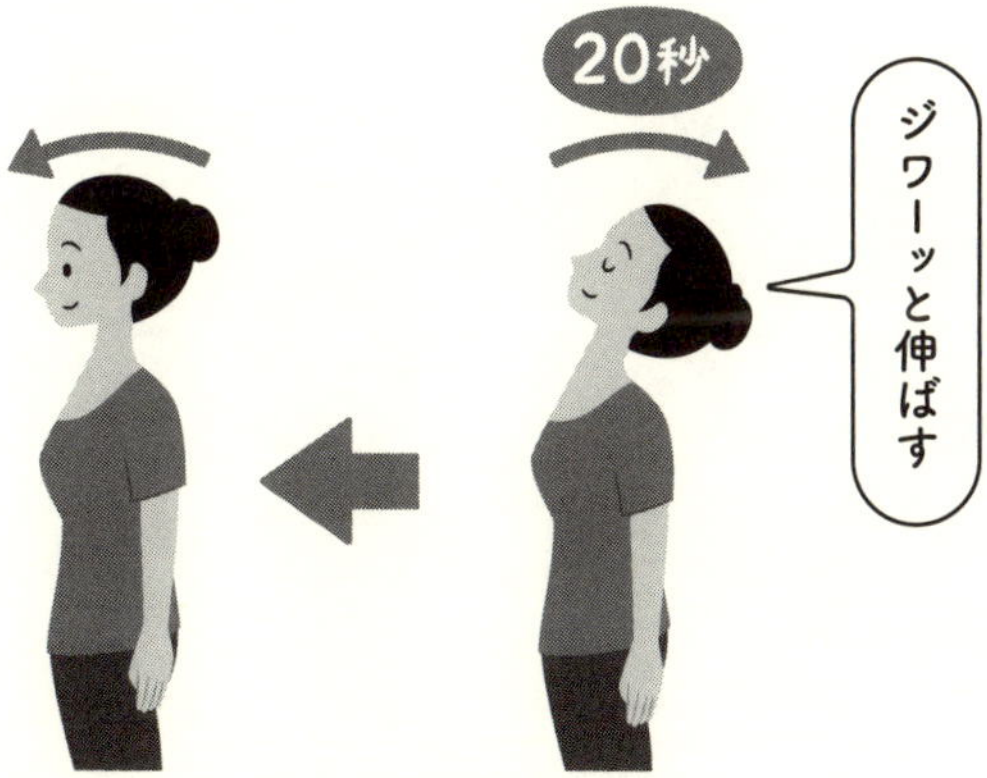

朝起きて20秒、寝る前に20秒、
1日2回でOK!

●肩の痛み

・片方ずつ腕を上げ、肩をジワーッと各20秒伸ばし、戻します。

ポイント

無理をせず、できるところまでで結構です。少しずつ範囲を広げていきましょう。

上げようという意識はあまり持たないようにしましょう。

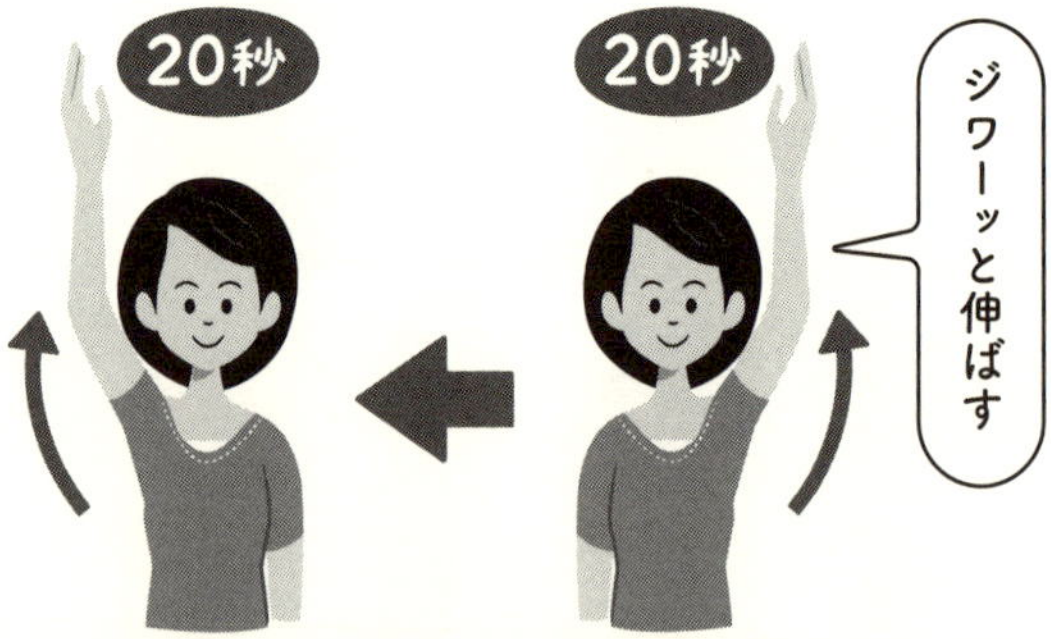

朝起きて20秒、寝る前に20秒、両腕をやりましょう。
1日2回でOK!

●腰の痛み

・腰に手を当て後ろに反らし、ジワーッと20秒伸ばし、戻します。

ポイント

無理をせず、できるところまでで結構です。少しずつ範囲を広げていきましょう。

恐怖心は徐々に消えていくでしょう。

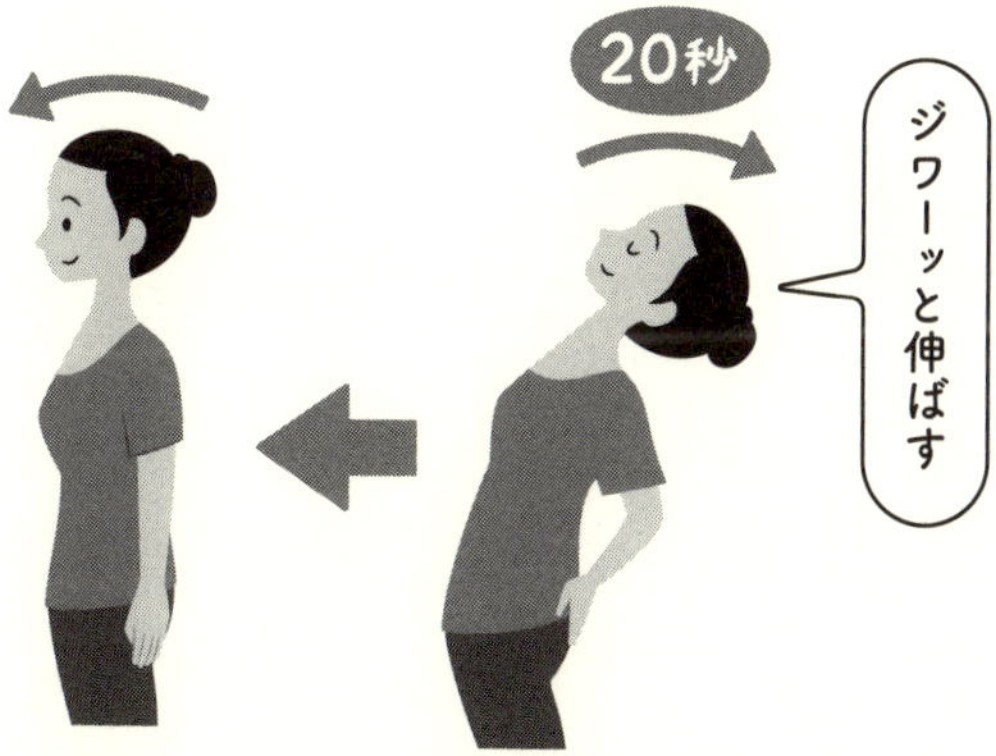

朝起きて20秒、寝る前に20秒、
1日２回でOK！

わざわざ難しそうなストレッチをする必要はない

今紹介した「20秒伸ばすだけストレッチ」は、はっきりいって拍子抜《ひょうしぬ》けするくらい簡単です。中には「こんな簡単なことで痛みがとれるのですか?」と疑問に思う方もいらっしゃるでしょう。

でも、徐々に痛みがとれていくのです。「動かしても大丈夫」であることを、体から脳がちゃんと学んでいってくれます。

そして、この簡単さがいいのです。このストレッチは、起きてすぐ家の中でできます。人は関門が少ないほど、その行動を習慣にすることができるのです。

たとえば、スポーツクラブに通うとしましょう。すると、起きてすぐ出かけるというわけにはいきません。身なりを整えなければいけないし、移動するにもそれなりの時間がかかります。こうした関門が多いと、面倒くさくなって習慣にできないのです。

何かを身につけたいなら、関門の少ないものを選ぶのが長続きするコツです。

第4章

痛みをとりたきゃ、
この呼吸法を覚えなさい

痛くなったら呼吸に集中しよう

痛みが強くなったときはどうしたらいいのでしょうか。

たとえば、腰がぐんと痛くなったとしましょう。

そんなときは呼吸に集中することです。

息を吸って、吐く。この動作に集中するのです。

当然、気持ちが痛い腰の方へ行ってしまうこともあるでしょうが、思いを断ち切ってまた呼吸に戻る。そして何も考えず、呼吸に集中することだけに専念してください。

不思議なことに、この呼吸法の練習を繰り返していると、だんだん痛みを手放すことができるようになります。痛みに縛られっぱなしにならないクセが生まれて、うまくいくようになるのです。

その際、痛みの原因はどこからきているのか、などと考える必要はありません。ただ、呼吸に集中する。集中することで、痛みをそらすことができます。

呼吸法だけで痛みは消える!?

痛みをやわらげ、最終的に痛みに消えてもらうためには、心身共にリラックス状態にあることが大切です。そのためには呼吸法についても知っておく必要があります。特に不安や緊張を感じる場面では、呼吸法を意識することでリラックスすることができます。

ここでは、痛みをやわらげる呼吸法を紹介しましょう。

呼吸に集中し痛みをやわらげる方法

息を吐く時間を長くし、心身をリラックス状態に導きます。繰り返し行うことで、心身の緊張状態が解消され、慢性的な体の痛みがやわらぎます。

❶ 4秒かけて息を吸う。
仰向けになり、お腹をふくらませながら、鼻から息を吸い込む。

❷ 7秒間息を止める。

❸ 8秒かけて息を吐きだす。
お腹をへこませながら、鼻から息を吐きだす。

＊❶〜❸を数回繰り返します。
＊常に呼吸に集中しましょう。
＊目は開けても閉じてもいいです。
＊慣れてきたら仰向けにならずいつでも好きな姿勢、好きな場所で行いましょう。
＊痛みが出たらすぐ行います。その場で痛みが消えていくのを感じられるでしょう。
＊会議や打ち合わせの前など、緊張状態をほぐしたいときにも有効です。

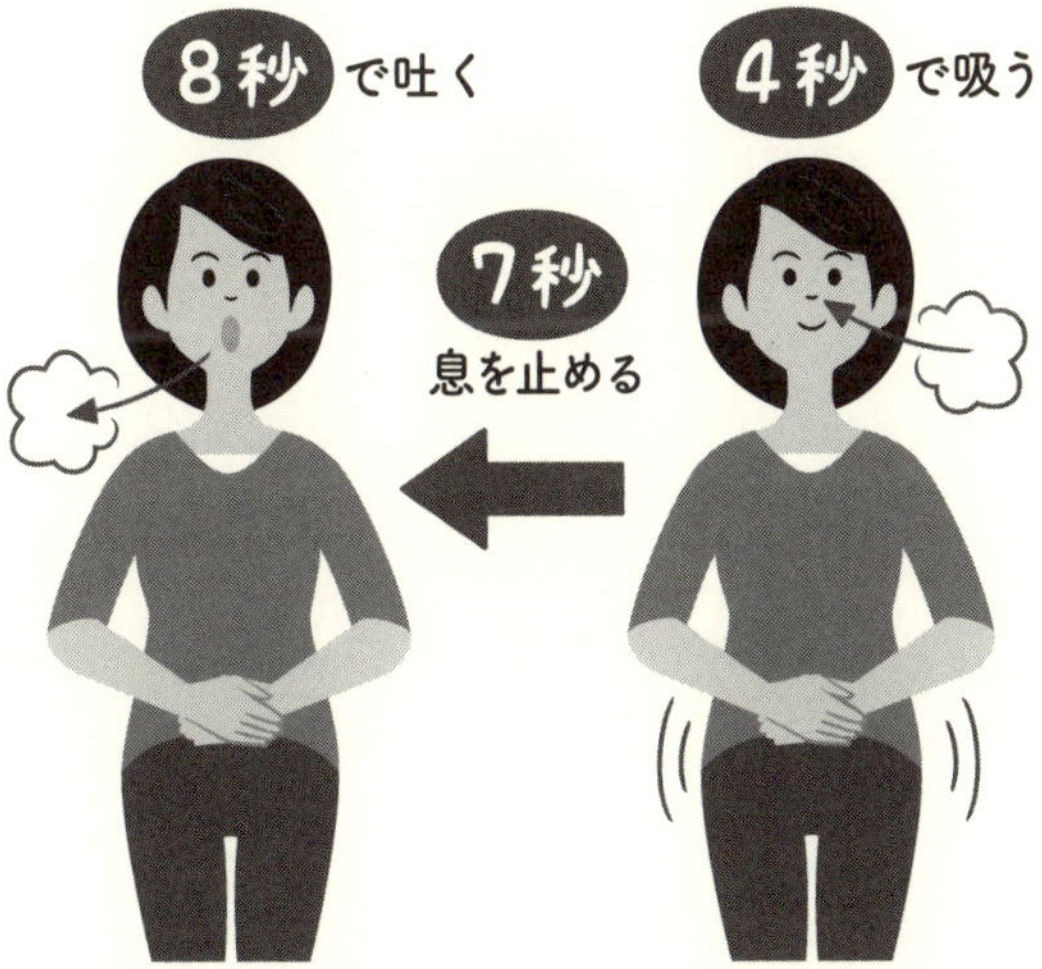

第5章

痛みをとりたきゃ、考え方を変えなさい

〝心の療法〟がなぜ、痛みにも効くのか

この章では認知《にんち》行動療法《こうどうりょうほう》で、慢性的な痛みをとる方法を紹介します。

といっても、医師やセラピストの指導を受けながら進める本格的なものではなく、自分一人でできる〝認知行動療法テイスト〟の痛みをとる方法です。

それでも不思議に思われる方もいるかもしれませんね。

「〝心の病〟に効果があるとされる認知行動療法が、どうして体の痛みにも効くのだろう?」と。

でも、この本を最初からお読みの方は、もうおわかりでしょう。

そうです、**慢性的な痛みは、脳に由来する〝心の病〟でもある**からです。

痛みは、最終的に脳の扁桃体でキャッチされますが、扁桃体は苦しみや悲しみをキャッチする部位でもあります。**つまり脳内では、「慢性的な痛み」と「苦しみや悲しみ」は、ほぼ同じように処理されているのです。だからこそ認知行動療法が効くの**

です。より具体的に言うなら、考え方を変えれば、痛みは消えるのです。

何を隠そう、私が長年続いたひどい肩痛から解放されたのも考え方を変えたことがきっかけになりました。

この章では、認知行動療法を私なりにアレンジした「考え方を変えるだけで痛みをとる方法」を紹介しましょう。

痛みの認知行動療法　超カンタン入門

そもそも「認知」とは、ものの受け取り方や考え方のことを意味します。ものの受け取り方や考え方、思考能力が、加齢にともなう脳の器質的《きしつてき》障害によって低下してしまうのが認知症ですね。

認知行動療法とは、その認知と実際の行動に働きかけて、心がつらくなったとき、気持ちを楽にしようとする心理療法の一種です。

痛みの認知行動療法のキモの一つに、痛みに対するとらえ方を変える、ということがあります。

私たちは自分の痛みや状況を、常に主観的に判断しています。「昔から頭痛持ちだから」「腰が痛いから会社に行きたくない」「デスクワークのせいで、首の痛みがどんどん悪化している」……。こうした考えは自分の主観に基づいています。

通常は真っ当な判断ができるのですが、ストレスを感じているときや、うつ的な心持ちに陥っているときは、痛みの認知に歪みが生じ、考え方が悲観的になり行動範囲も狭まり、問題解決を困難にしていくのです。

その結果、抑《よく》うつ感や不安感、そして痛みもさらに強くなり、認知の歪みはますます強くなっていきます。

それを正していく〝生活の知恵〟のようなものが認知行動療法です。

マイナス思考という悪循環から抜け出そう

私自身、痛みの認知が歪《ゆが》んでしまった経験があります。

学生時代のこと、肩のひどい痛みに悩まされ、整形外科、整体、マッサージ、カイロプラクティック、ブロック注射などなど、様々な治療法を試みましたが、痛みはいっこうに改善されませんでした。

そのとき、私はいつの間にか、「この痛みは一生続くかもしれない」「今度行くところで診てもらっても同じだろう」と、どんどんマイナス思考におちいり、気持ちも落ち込んでいきました。

そして「これ以上痛みがひどくなるようなら、死んだ方がマシなのかもしれない」などと、認知の歪みもひどくなっていきました。

認知行動療法は、こうした認知の歪みを正し、自分が今抱えている問題に対処して

いけるよう、サポートしてくれます。うつ病や不安障害、不眠症などにおける認知行動療法の効果は薬物療法と同等で、効果の持続時間は薬物療法よりも長いとされています。慢性痛に関しては、「現在最も効果的な治療法」とさえ言われています。

一人でラクラクできる痛みの認知を変えるトレーニング

認知行動療法には、様々な〝治療法〟（トレーニング）があります。「コラム法」と呼ばれる方法もその一つです。

【痛みのコラム法の進め方】

・ノートや便せんなどの紙を用意します。
・「状況」「自動思考」「そのときの感情」「自動思考の再検討」「結果の感情」を書く欄（コ

ラム）に分け、それぞれ書き出していきます。

①状況

▼どのようなことが起こりましたか？

痛みに困ったことが起きたときの状況を、具体的、客観的に書きます。

②自動思考

▼そのとき、どんな考え方が頭に浮かびましたか？

自然に浮かんできた考え（痛みに対する自動思考）を書き出していきます。長くなってもかまいません。

一番強い確信を１００％として、そのときの確信が何パーセント程度かも書きます。

③そのときの感情

▼そのとき、どんな気持ちになりましたか？

自分がどう感じたかを、不安、怒り、幸せ、つらい、悲しいなどといった、感情をあらわす言葉を用いて書きます。

それぞれの感情が何パーセント程度か評価します。

④自動思考の再検討

▼違う考え方はできませんか？

あなたの自動思考に対して、「別の考え方はできないのだろうか」と再検討し、できるだけ具体的に書き出していきます。いくつ書いてもかまいません。ここでも、その考えをどの程度確信できるか、パーセントで表現します。

⑤結果の感情

▼気分は変わりましたか？

ここまで書いてきて③の感情に変化はあったか、再度何パーセントかで評価してください。

こうしたことを繰り返すことで、心が軽くなったり、体の痛みがやわらいだりしていきます。

書くだけで痛みが消える！

それでは、前項の①〜⑤の流れに沿って、書くだけで痛みが消える方法を、記入例と共にお伝えしていきましょう。〝方法〟といっても特別なノウハウがあるわけではありません。自分の気持ちや置かれた状況を正直に書きつづるだけで、やがて痛みは消えていくのです。

①状況

▼どのようなことが起こりましたか?

（記入例）

昨日の昼前、外での打ち合わせが終わって会社に戻る途中、手に持っていた書類を落としたので拾おうとして腰をかがめたら、腰に激痛が走った。もともと腰痛は出やすいけれど、整形外科では腰に問題はないと言われている。

②自動思考

▼そのとき、どんな考え方が頭に浮かびましたか?

❶午後から仕事にならないかもしれない。困った、困った。（90%）

❷今回はかなり痛いから簡単には治らないかもしれない。そうなるとしばらく会社を休まなくてはならないかもしれない。（70%）

❸いつもこんなことを繰り返して、自分はダメな人間だ。（70%）

日付	状況	自動思考 確信度(%)	そのときの感情 不安・怒りなど(%)	自動思考の再検討 別の考え方はないか？ 確信度(%)	結果の感情 別の考え方をした場合の感情はどうか？(%)
5/26	街へお出かけ中、急に肩こりがひどくなった	休日が台無しだ：70% 一生肩こりは治らない：90%	不安：50% 怒り：80% 幸せ：5%	お出かけできて良かった：70% 首や肩が壊れていないのを病院で確認してもらったから大丈夫：80%	不安：20% 怒り：20% 幸せ：60%

※当院で実際使用しているコラム法ノートです（一番上は記入例）

❹課長に「もっと慎重に行動できなかったのか」と責められるかもしれない。（60％）

③そのときの感情

▼そのとき、どんな気持ちになりましたか？

不安（90％）、つらい（90％）、怒り（50％）、幸せ（5％）

④自動思考の再検討

▼違う考え方はできませんか？

❶午後になってみないとわからない。仕事にならなかったら、今日はさっさと早引けしてしまおう。（80％）

❷だからといってクビになることはないだろう。体が壊れていないことは整形外科でわかっているのだから、今は無理のない範囲で動いておこう。落ち着いたらまたしっかり働けばいい。（70％）

❸痛みで困っている人は自分の周りにも大勢いるし、いくらなんでも痛みがあるから

ダメ人間、ということはないだろう。（70％）

❹おとなしく頭を下げればすむことかもしれない。課長は見た目以上に情がある人だから、「大丈夫か？」と心配してくれるかもしれない。（80％）

⑤結果の感情

▼気分は変わりましたか？

不安（40％）、つらい（30％）、怒り（10％）、幸せ（40％）

こうした〝問答〟を繰り返しつつ、「体は壊れていないから大丈夫」「痛みは脳が作り出している」「君（痛み）の言いたいことはわかったから安心して」などと脳に語りかけていると、自分で痛みのコントロールができるようになり、痛みそのものも徐々に消えていきます。

痛みと戦う武器をたくさん持とう

これは自分の考え方のクセを知り、悪い点を矯正《きょうせい》するトレーニングであると同時に、痛みと対話する機会でもあります。こうしたやり方を続けることで痛みの正体を知り、ひいては痛みをやわらげ、根本的に治すことができるのです。

どちらかと言えば有酸素運動や呼吸法は即効性があるのに対し、こちらは多少時間をかけてジワジワと効かせるイメージです。ただし、結果的に治療効果はとても大きいです。有酸素運動や呼吸法と並行してやるもよし、TPOによって使い分けるもよし、です。

いずれにしても、自分を守る武器をたくさん持つのはとてもいいことです。

第6章

私の痛み、こうして治った！——体験談

ある朝突然、とんでもない肩の痛みに襲われて

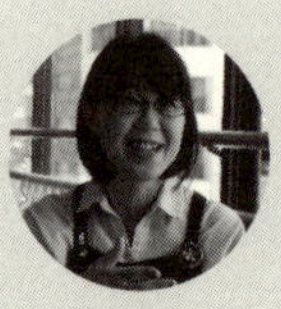

大井真由美さん（49歳・女性）

「痛い痛い痛い！」

2016年3月、ある日の朝のこと、左肩あたりでバチンという大きな音がして、同時に左肩がとんでもない痛みに襲われ、目が覚めました。

気がついたときには「痛い痛い痛い！」と大声を上げていました。左腕は熱を持っている感じで、まったく上がらない状態でした。例えるなら、その痛みは刃物で切りつけられたような激痛でした。

あわてて近所の整形外科専門病院に電話しましたが、予約制のため診てもらえたの

は1週間後のことでした。

痛みに襲われた日は市販の痛み止めの薬を飲んでいつもと同じように出勤しました。

私に何が起こったのだろう？

じつは私はその6年前に乳がんの手術をしていて、右側の乳房を全摘出・同時再建、リンパも切っています。そのせいで日常生活ではどうしても右腕をかばってしまいます。再建した乳房もかばって左肩を下にして寝て、重たいものを持つときも、愛犬を抱くときも左腕に負担がかかってしまっていました。

それで左肩が悲鳴を上げたのではないか……。それがシロウトの私の見立てでした。

整形外科で診てもらうまでの1週間、痛みは続いていました。というよりは、どんどん悪化している感じです。痛み止めはまったく効かず、風に当たっただけで左肩から左腕の皮膚に飛び上がるような痛みがありました。同時に「大丈夫なのかなぁ？

私」という思いも強くなり、精神的な苦痛も始まりました。

痛みはひどくなるばかり

1週間待った整形外科での診察は5分で終わりました。

「手を上げてください」

「痛い痛い……」

「五十肩ですね」

画像診断もありませんでした。左肩がまったく上がらず痛がる私を見た先生は、迷わずに五十肩と断言し、痛み止めの薬が処方されました。

「多少時間はかかるかもしれませんが、2〜3カ月もすればよくなります。よくあることですから心配する必要はありませんよ」

そうおっしゃる先生のことを信じて、薬とリハビリでしばらく様子を見ることになりました。

通院は会社帰りの2～3日に1回、リハビリはかなりハードなものでした。トレーナーさんについて左肩を動かすのですが、これが痛くて痛くて……。リハビリ中は痛みが我慢できず、ずっと泣いているありさまでした。

しかし、2週間たっても痛みはまったくひきません。むしろひどくなっているように感じました。同時に不安も増していきました。

もっと強い薬に変えることになり、この期におよんで初めてレントゲンを撮ることになりました。

レントゲン写真を見ながら、先生は言いました。

「骨に異常がないから大丈夫でしょう」

ところが、薬を変えても痛みはまったく治まりません。逆に新たに吐き気が加わってますますつらいことになっていきました。試しに関節痛の治療法だというヒアルロン酸注射も打ってもらいましたが、なんの変化もありませんでした。

先生からは「副作用はだれにもあることだから。リハビリをちゃんとやらないと。痛みに弱すぎますよ」などと、私を責めるようなことを言われました。

「言ったとおりにやれば治るから」

それでも薬を飲み、リハビリも続けていましたが、4カ月ほどたっても症状はいっこうに改善されません。

「このままここにいたら治らないのではないか……」

そんな思いに駆られた私は、知人の紹介で別の整形外科に行くことにしました。

そこでは最初にレントゲンを撮りましたが、やはり「問題ない」ということでした。

「あなたの年齢なら、四十肩、五十肩は当たり前ですから。薬は飲まなくてもいいんじゃないかな」

先生はこう言い、リハビリ中心の治療が始まりました。

そのクリニックには2日に1回通いました。

リハビリの前には電気治療と温熱療法が行われました。温熱療法で腕を温めた直後はたしかに腕が動くようになりました。でも、時間がたつと元に戻ってしまいます。

結局はその繰り返しでした。

先生に痛みがなくならないと訴えても、「言ったとおりにやれば治るから」「もっとリハビリをやらないと」などと怒ったように言うだけです。

私は、先生に何か言うとまた怒られるのではないかと思うようになり、そのクリニックに行くのが怖くなり、そのうち、「やりたいことが一生できないのではないか……」「荷物もまともに持てず、会社にも迷惑をかける」と、精神的にも追い込まれていきました。

河合先生の「大丈夫ですよ」で心に広がる安心感

そんな折、『那古野《ナゴヤ》』という地元の商工会議所の会報誌をパラパラと見ていたら、「どこに行っても治らない痛みに悩んでいる方はぜひ」という記事を発見しました。

「そんなところがあるんだ！」とびっくりした私はあわてて予約の電話を入れました。

これがフェリシティークリニック名古屋とのおつき合いの始まりでした。


河合先生は開口一番、「大井さん、大丈夫ですよ。心配ありません。無理しなくていいですから」とおっしゃってくれました。

その言葉を聞いたときの安心感！　私の痛みをすべて受け止めていただき、半年間のつらさから解放されて、あふれる涙が止まりませんでした。


そして痛みは、脳が「痛い」という指令を出しているから続いていることもわかりました。

「種類を変えましょう」と言われて新しい痛み止めを飲み始めたところ、なんと3日で痛みがなくなりました。嘘みたいに気持ちが楽になりました。

これまで受けてきた治療法は、痛みを抱えている人間に、さらにつらさを与えるものでした。一方、河合先生は、私の痛みを心底理解し、「大丈夫ですよ」と安心感を与え、私の心のモチベーションまでも上げてくださいました。

治療の目標はゴルフ再デビュー

でも、腕はまだ動きません。

ただ、痛みがなくなったのでリハビリはやれそうです。

そこで、腕を伸ばすストレッチを朝起きたときと夜寝る前、そして痛みが出る前からたまにやっていたお風呂の中でも再開してみましょう、ということになりました。

河合先生の「少しずつ、ちょっとずつでかまいませんから」という言葉も、とても励みになりました。

すると、半年間上がらなかった腕がどんどん上がるようになっていったのです。

クリニックへの通院は最初の数回は2週間に1度、その後は1カ月に1度になりました。

あるとき、先生から「治ったら何をしたいですか？」と聞かれました。

発症前はゴルフを家族みんなで楽しんでいた私は、ためらわずに「ゴルフがまたしたいです」と答えました。

その日から、ゴルフ再デビューが治療の目標となりました。

先生はリハビリにもゴルフを取り入れてくれて、「素振りのフリをしてみましょう」「クラブを振ってみましょう」「実際に打ちっ放しに行ってみましょう」などと私の肩の状態を見ながら指導してくださいました。

楽しみながらリハビリができたのも大きかったと思います。

フェリシティークリニック名古屋で診てもらうようになって1年後、私は本当にゴルフができるようになり、今年の4月にはコース再デビューも果たしたのでした。

河合院長の診立て

最初から診ていたわけではないので断言はできませんが、大井さんは肩腱板損傷《かたけんばんそんしょう》があったのだろうと考えます。長年の肩への負荷や疲労の蓄積から発症したものと思われます。

実際、MRIの画像を見てみると、肩の腱板にはわずかに亀裂《きれつ》の痕跡が認められました。

ただし、血液検査を含め徹底的に診察してみても、局所はほぼ根治していると言える状態でした。

では、どうして激しい痛みは変わらずに続いていたかというと、最初に痛みが起こったとき、脳に伝わった痛みがそのまま「激しいもの」として脳に刷り込まれ続けていたからです。

痛みに対して脳がすっかり敏感になってしまっていたのです。

ですから、体を徹底的に調べ、痛みのもととなった肩腱板の亀裂がほとんど治っているとわかってからは、脳の痛みに対する敏感さを取っていくのが私の主な役割になりました。

半年以上にわたって激烈な痛みが脳へ刷り込まれてきた分、多少時間はかかりますが、脳には可塑性《かそせい》=変化する力がちゃんとありますから、敏感さは徐々にとれていくはずなのです。

ですから、お会いして間もないころに「大丈夫ですよ」と申し上げたのです。

30キロ走のあとでやってきた激しい足の痛み

K・Tさん（42歳・女性）

「剣山に足を置いたような痛み」

40歳を前に何か大きなことをしたいと考えていた私は、フルマラソンに初挑戦することにしました。

最初は自己流で練習を重ね、しばらくしてランニングクラブに入りました。入って半年ほどたったとき、30キロ走に参加することになりました。このとき、実力以上のスピードで走ったのがよくなかったようで、その後、激しい痛みに襲われました。

最初の2日間はふつうの筋肉痛でした。走っていればよくあることです。それが3日目の朝、起きてみたら右足の裏に、剣山に足を置いたような激しい痛みがあったのです。でも私の中では、これも筋肉痛の一種かなととらえていました。

すでに年の瀬も迫っていた頃で、心当たりのある病院はみな、年内の診察が終わっていたこともあり、そのまま放っておくしかありませんでした。

しかしいっこうによくなる気配はありません。痛みで足が床に着けない状態が続いていたので、年末の買い物も車椅子を借りて行く始末でした。

「一生痛いままではないか……」という思い

年が明けて、以前もお世話になったことがあるカイロプラクティックに行ってみました。でも、イメージしていた治療法とは違っていました。私は痛いところの筋《すじ》を伸ばしてくれるのかと思っていたら、全体の調整だけでした。くわしい話も聞いてもらえず、患部の触診もしてもらえませんでした。

その後、ランニングコーチに相談すると、「マッサージや電気治療を受けたほうがいい」と言うので、近所の接骨院に行くことにしました。

接骨院の先生は「体が固くなっているのでほぐしましょう」と言い、電気治療などに続いて全身をマッサージしてくれました。これがかなりの力でギュッギュッとやられて痛いのなんの……。揉み返しもそうとうありました。

この接骨院では行くたびに痛くされたので、治療を受けること自体がストレスになり、早々に通うのをやめてしまいました。

その後、筋肉鍼も打ちに行きました。表皮ではなく筋肉めざして深く打つものです。半年ほど続けたところ、たしかに痛みは薄れてきましたが、痛み自体が消えたわけではありませんでした。

そのうち「足の裏は一生痛いままなのではないか」「また激しく痛くなったらどうしよう」といった不安感や恐怖感が私の中でふくらんでいきました。

「時間はかかるけど治りますよ」

そんな折、フェリシティークリニック名古屋を知りました。河合先生が出演されたラジオ番組を主人がたまたま聞いていて、私に「行ってみたら」とすすめてくれたのです。

先生に診てもらって最初に思ったことは「すごく話を聞いてくれる方だな」ということでした。

「何がきっかけで痛み出しましたか？」に始まり、私の痛みについていろいろと聞いてくれました。話を聞いてもらうだけで安心感が広がっていきました。

そして先生は言ってくださいました。

「時間はかかるけど治りますよ」と。

先生と話していてわかったことがあります。私は歩いたり走ったりすることが大好きなのですが、好きなことをやるにも極端にバラツキがあるのでした。万歩計をつけ日々の運動量を毎日メモするように言われてわかったのは、１日１万歩近く歩く日もあれば、家から出ずほぼゼロの日もあることでした。河合先生からは「体も心も痛みに敏感になっているので、それをとる必要があります。コンスタントに毎日３０００歩は歩きましょう」とアドバイスを受けました。

「休むだけが治療ではありません」

治療は、最小限の薬を飲むことと自分で行うリハビリが中心でした。

そのころ、ランニングクラブは休んでいましたが、もともとは3日に1回、５キロほど走っていたのです。河合先生には「休むだけが治療ではありませんよ」と言われ、まずは3日に1回、無理せずゆっくり１キロ走ることから再開しました。

距離的には物足りないくらいでしたが、途中で痛みが出るのが常でした。常時５くらいの痛みがあって、走るとそれが10近くになりました。

先生にその旨を伝えると、「痛みは出ます。常に痛みを感じつつ慣らしていく必要があるのです」とのこと。走るのを止めていいとは言ってくれなかったので、けっこう厳しい先生なのだなと思いました（笑）。

でも、おかげさまで痛みが出ることを恐れなくなりました。

そのうち、気がつくと「あれっ、痛くない」というときが増えていきました。立っているときは痛いけど、座っているときは痛くないのです。

そしてやがて立っていてもほとんど痛みは出なくなりました。河合先生にかかって半年後のことでした。

いまでは、万が一、また痛みが出たとしても、「河合先生に診てもらえば大丈夫」という安心感もありますし、痛みに対して恐怖感はまったく感じなくなりました。私にとってはそれも大きなことでした。

痛みに悩まされている人へ

私の場合、「痛い」と人に言えなかったことがつらかったです。ランニングクラブでは、痛みが出るというのはありがちなことなので話せましたが、職場ではあまり言えませんでした。

とくに痛みが長引いてからは、「いつまでそんなこと言っているの。サボりたいだけじゃないの!?」などと直接言われないにしても、そう思われるのがイヤで、言えませんでした。そういう方は多いのではと思います。言えないから情報が入ってこないし、アドバイスももらえない。

ですから、人に話せる環境をつくることも大事だと思います。私の場合、それが夫であり河合先生でした。

河合院長の診立て

ＫＴさんの足の痛みに病名をつけるなら足底腱膜炎《そくていけんまくえん》となります。足の裏にある腱膜（足底腱膜）で起こる炎症です。足の裏は体全体を支えているので、そもそも大きな負担がかかっています。そこにそうとうなスピードで急に長距離を走ったものだから、一気に負担が大きくなり、発症してしまったのでしょう。

ただし、ＫＴさんが当院を訪れたときは、炎症はほぼ治まっており痛みはすでに慢性化していました。しかし、痛みの強さは相変わらず〝全盛期〟のまま続いていたのです。

ですから、私の治療は、脳に痛みに慣れてもらうこと、痛みに囚われないようにすることが中心になりました。そのためにはＫＴさんが好きなランニングを復活させる必要があります。続けることで、痛みが消えていくだろうことは最初から予測できました。

東名高速道路での大事故を乗り越えて

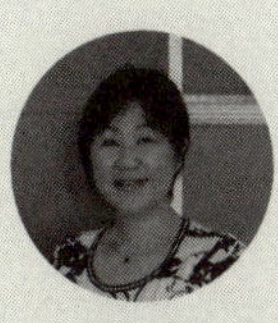

森利香枝さん（43歳・女性）

痛みで服も脱げない、髪も洗えない

東名高速道路の対向車線を走っていた乗用車が中央分離帯を乗り越え、観光バスのフロントの前方から飛び込んできた！

忘れもしない２０１７年６月10日午前７時半頃のことでした。乗用車を運転していた方はお亡くなりになり、バスの乗客20名以上がケガをする大事故でした。ニュースなどでも大きく取り上げられたので、ご記憶の方もいらっしゃるかもしれません。

じつは私、このバスに乗り合わせていたのです。

私は、前から5列目の席に座っていました。突然、すごい衝撃が起き、ガラスの破片が大量に降りかかってきました。何が起こったのかわかりませんでしたが、あたりを見ると、血だらけになって気絶している乗客も多くいました。車内はパニック状態です。私はほとんど無意識に母親に電話して「死ぬ死ぬ！」と叫んでいました。

この事故のあと、私は痛みで首が動かなくなり、腕も上がらなくなってしまいました。さらに、掌蹠膿疱症《しょうせきのうほうしょう》という持病もぶり返してしまいました。女優の奈美悦子さんも患ったという病気で、体じゅうにひどい痛みがありました。くしゃみをすると、上半身を中心に金属バットで殴られたように痛み、寝返りも打てません。呼吸するだけでも痛くてたまりませんでした。

私は7～8年前に発症して、何軒かの病院に行きましたが、根本的な治療法がないのか、痛み止めを処方してもらい、「しばらく様子を見ましょう」の繰り返しでした。それでもいつしか激痛は治まっていたのですが、バス事故のあと、再び激痛がやってきて、服も脱げない、髪も洗えないという状態になってしまいました。

「しばらく様子を見ましょう」としか言ってもらえない

このときも最初は整形外科に行きましたが、以前に行ったときと同じで、痛み止めの薬をもらって、「しばらく様子を見ましょう」とのワンパターンでした。根本的な治療はしてくれそうもないことがはっきりとわかりました。

そんななか、小中学校時代の同級生の河合君のことを思い出し、診てもらおうと考えました。

これまで他の病院でいろいろ薬を飲まされてきたので（にもかかわらず完治しなかったので）、副作用も怖かったし、薬はあまり飲みたくありませんでした。そんな私の気持ちを先生にすぐに理解してもらったのもとてもありがたかったです。

「痛いからといって、動かさないでいると固くなってしまうし、痛みの敏感さもとれないから」と言われ、仲間と楽しんでいるバレーボールも無理のない範囲で、積極的に参加するよう勧められました。また漢方薬を飲み、オゾン療法も２回受けただけで、そうとう楽になりました。

痛みばかりか精神的な苦痛も消えた

毎年、梅雨の時期になると、神経痛的に痛みが出ていましたが、おかげさまで今年はまったく出ませんでした。

河合先生は、ちゃんと話を聞いてくれる先生です。そして痛みで何もできない精神的な苦痛を含めて消してくれたことを、とてもありがたく思っています。

あとは高速道路での運転がまだ怖いので、恐怖感がなくなり以前同様に運転できるようになるのが目標です。

こちらも、河合先生から「まずは短い時間から、少しずつ」とアドバイスを受けていますので、焦らずにゆっくり進んでいこうと思います。

河合院長の診立て

ぶり返した痛みとバスの事故で負った痛みをはっきりと分けるのは難しい状況でしたが、事故後、早めに来院されたことも幸いして、森さんが抱えていた痛みは必ずよくなるだろう、という確信は最初からありました。

初診時、森さんは首もまったく動かないし、腕も上がりませんでした。加えて事故のショックからくるストレスもかなりあると見受けられました。ストレスも痛みも脳で感じるものですから、ストレスによる脳の負荷を軽減することも、痛みを改善する上で大きなポイントになります。ですから治療は、体と心の両面で行いました。

認知行動療法をベースにした診療に加え、痛みへの敏感さをとるために漢方薬を飲んでもらいました。この漢方薬は精神を安定させる作用もあるものです。

オゾン療法は、オゾンを用いた治療法で、自然治癒力を高める療法として知られています。ヨーロッパ諸国では一般に広まっている治療法で、掌蹠膿疱症《しょうせきのうほうしょう》に対しても効果があります。そのエビデンスがあったので、おすすめしたしだいです。

〝たかが打撲〟でもなかなか消えない痛み

I・Nさん（52歳・男性）

自転車で転倒して右膝を強打

一昨年の秋のことでした。自転車に乗っているときに、コンビニから女の子が急に飛び出してきたので、あわてて急ブレーキをかけました。そのはずみで自転車は転倒し、私は右膝を強打してしまいました。ズボンが破れるほどの衝撃で、膝はほとんど曲がりませんでした。

自宅近くの整形外科でレントゲンを撮ってもらったところ、打撲で骨には異常がないとのこと。湿布薬と痛み止めが処方されました。

ところが、３週間ほどたっても、痛みはまったく軽減せず、膝も曲がらないままでした。「打撲でこんなに治らないものか？」と、漠然とした不安が胸に広がりました。

そんななか、フェリシティークリニック名古屋のことが頭に浮かびました。以前、仕事で丸の内界隈を歩いているときに同クリニックがたまたま目に入り、「痛み専門のクリニックがあるのか」と印象に残っていたのです。

「必ず治りますから大丈夫です」

河合先生は私の話をじっくり聞いてくれました。症状はもちろんのこと、事故の状況やケガからくる私の不安などについて、もうしゃべることがないというくらい聞いてくれました。

その上で、先生は「必ず治りますから大丈夫です」と言ってくれました。医師の方は断定的な発言はしないものだと思っていましたから、河合先生が躊躇なく断言されたのがとても印象的でした。同時に私の心に安心感と信頼感が広がっていったことをよく覚えています。

痛くても歩くことが大切

治療はまず、徹底的に体を調べることから始まりました。血流をよくする漢方を処方してもらい、痛いから歩かないのではなく、無理のない範囲でウォーキングをするようアドバイスいただきました。痛いところは動かしてはいけないと思っていましたが、そうすると筋肉が固まってしまい、痛みもなかなかなくならないとのことでした。

実際、活動量計（運動量を測れる万歩計）をつけながらウォーキングすることで、痛みは徐々に消えていきました。だいたい1カ月に一度のペースで受診していましたが、治療を始めてから3～4カ月で痛みがほぼなくなり、その後、1年以内に完治しました。

治療中は河合先生から「頑張っていますか？」といったメールをいただくこともあり、とても励みになりました。

いまは事故前の状態に完全に戻り、趣味のゴルフも以前と同じように楽しめるようになりました。

河合院長の診立て

Ｉ・Ｎさんには初診時、フェリシティークリニック名古屋にみえる前に整形外科で撮影したレントゲン画像をお持ちいただきました。ＭＲＩも確認しましたが、すでに説明されていたように、どちらにも明らかな損傷は認められませんでした。

ただ、診察上は膝関節の内側後方にはっきりと圧痛点（押すと痛い部分）があり、画像に問題はなくとも、打撲か捻挫かはわかりませんが、膝に痛みが出るような負荷がかかったであろうことは推察されました。

いずれにせよ、局所の損傷そのものは治癒に近い状態であり、脳での痛みの敏感さをとっていく方針としました。活動量計を貸し出しし、ご自身で数字を確認しながら楽しくウォーキングを進めていったことも、良かったと考えます。

あとがき

いかがだったでしょうか？

かなり先進的な内容と私自身思っていますが、このようなことが、常識として認識される時代になってきています。くれぐれも、まず病院で体自体が壊れていないか、徹底的に調べてもらうことを忘れないでくださいね。

写真を見て痛みをとる手法については、賛否両論があるかもしれません。それは、新しいものが出てきた際には仕方のないことですし、エビデンス＝根拠の積み重ねもまだまだこれからでしょう。

ただ、私としては、これだけ多くのことがわかってきた中で、少しでもあなたの痛みが楽になる方法があるなら、それを具体的にお伝えしたいと強く願ったのです。

この中に、実際に見るだけで、痛みがやわらぐ写真があったと確信しています。それは決して気のせいなどではなく、「あなたの脳の中では間違いなく痛みがなくなっている」ことを、ご理解いただけたと思います。呼吸法なども同様です。

この本の内容を、「あぁ、自分で痛みを楽にできるんだ！」という、スタート地点にしていただきたいのです。

そしてここからは、本格的にあなたの出番です！

趣味を楽しむもよし、少しずつ体を動かすもよし。楽しいチャレンジを通じて、他の誰でもなく、あなたの力であなたの痛みを改善してまいりましょう。応援していますよ。私にもできたくらいですから、あなたにも必ずできます！

痛みに混乱してしまったとき、不安になってしまったとき。何度も読み返していただくことで、あなたの心の中に「痛みは間違いなく克服できる」という勇気、安心感が生まれるお手伝いをできたなら、著者としてこれ以上のよろこびはありません。

最後になりましたが、アスコムのみなさん、文筆堂の寺口様、親友の関根君を始め、数え切れないほど多くの皆さまのご支援をいただき、誠にありがとうございました。皆さまに書かせていただいた本です。

あなたの日々の笑顔と、日々のしあわせを、心よりお祈りします。お会いできなくても、微力ながらいつも応援しております！

ありがとうございました。

フェリシティークリニック名古屋　院長
医学博士　河合　隆志

【参考文献】

Baliki MN, Mansour R, Baria AT, Apkarian AV: Functional reorganization of the default mode network across chronic pain conditions. PLoS ONE 2014; 9(9): 1-13.

Baliki MN, Geha PY, Fields HL, Apkarian AV: Predicting value of pain and analgesia: nucleus accumbens response to noxious stimuli changes in the presence of chronic pain. Neuron 2010; 66(1): 149–160.

Geha PY, Baliki MN, Harden RN, Bauer WR, Parrish TB, Apkarian AV: The brain in chronic CRPS pain: abnormal gray-white matter interactions in emotional and autonomic regions. Neuron 2008; 60(4): 570-581.

Ruffle JK, Coen SJ, Giampietro V, Williams SCR, Apkarian AV, Farmer AD, Aziz Q: Morphology of subcortical brain nuclei is associated with autonomic function in healthy humans. Hum Brain Mapp 2018; 39(1): 381-392

Younger J, Aron A, Parke S, Chatterjee N, Mackey S: Viewing pictures of a romantic partner reduces experimental pain: involvement of neural reward systems. PLoS ONE 2010; 5(10): 1-7.

Nilakantan A, Younger J, Aron A, Mackey S: Preoccupation in an early-romantic relationship predicts experimental pain relief. Pain Med 2014; 15(6): 947–953.

Eisenberger NI, Master SL, Inagaki TK, Taylor SE, Shirinyan D, Lieberman MD, Naliboff BD: Attachment figures activate a safety signal-related neural region and reduce pain experience. PNAS 2011; 108(28): 11721–11726.

Seminowicz DA, Shpaner M, Keaser ML, Krauthamer GM, Mantegna J, Dumas JA, Newhouse PA, Filippi C, Keefe FJ, Naylor MR: Cognitive behavioral therapy increases prefrontal cortex gray matter in patients with chronic pain. J Pain 2013; 14(12).

Seminowicz DA, Wideman TH, Naso L, Hatami-Khoroushahi Z, Fallatah S, Ware MA, Jarzem P, Bushnell MC, Shir Y, Ouellet JA, Stone LS: Effective treatment of chronic low back pain in humans reverses abnormal brain anatomy and function. J Neurosci 2011; 31(20): 7540 –7550.

Montoya P, Larbig W, Braun C, Preissl H, Birbaumer N: Influence of social support and emotional context on pain processing and magnetic brain responses in fibromyalgia. Arthritis & Rheumatism 2004; 50(12): 4035–4044.

Naugle KM, Fillingim RB, Riley JL: A meta-analytic review of the hypoalgesic effects of exercise. J Pain 2012; 13(12): 1139-1150.

Obermann M, Nebel K, Schumann C, Holle D, Gizewski ER, Maschke M, Goadsby PJ, Diener HC, Katsarava Z: Gray matter changes related to chronic posttraumatic headache. Neurology 2009; 73(12): 978-983.

Nakamura M, Nishiwaki Y, Ushida T, Toyama Y: Prevalence and characteristics of chronic musculoskeletal pain in Japan. J Orthop Sci 2011; 16: 424-432.

Boos N, Rieder R, Schade V, Dipl P, Spratt KF, Semmer N, Aebi M: The diagnostic accuracy of magnetic resonance imaging, work perception, and psychosocial factors in identifying symptomatic disc herniations. Spine 1995; 20(24): 2613-2625.

Teraguchi M, Yoshimura N, Hashizume H, Muraki S, Yamada H, Minamide A, Oka H, Ishimoto Y, Nagata K, Kagotani R, Takiguchi N, Akune T, Kawaguchi H, Nakamura K, Yoshida M: Prevalence and distribution of intervertebral disc degeneration over the entire spine in a population-based cohort: the Wakayama spine study. Osteoarthritis Cartilage 2014; 22(1): 104-110.

Okada E, Matsumoto M, Fujiwara H, Toyama Y: Disc degeneration of cervical spine on MRI in patients with lumbar disc herniation: comparison study with asymptomatic volunteers. Eur Spine J 2011; 20(4): 585-591.

Strack F, Stepper S, Martin SL: Inhibiting and facilitating conditions of the human smile: a nonobtrusive test of the facial feedback hypothesis. J Pers Soc Psychol 1988; 54(5): 768-777.

Stagg NJ, Mata HP, Ibrahim MM, Henriksen EJ, Porreca F, Vanderah TW, Malan TP: Regular exercise reverses sensory hypersensitivity in a rat neuropathic pain model role of endogenous opioids. Anesthesiology 2011; 114(4): 940-948.

O'Connor SR, Tully MA, Ryan B, Bleakley CM, Baxter GD, Bradley JM, McDonough SM: Walking exercise for chronic musculoskeletal pain: systematic review and meta-analysis. Archives of Physical Medicine and Rehabilitation 2015; 96: 724-734.

Ushida T, Ikemoto T, Taniguchi S, Ishida K, Murata Y, Ueda W, Tanaka S, Ushida A, Tani T: Virtual pain stimulation of allodynia patients activates cortical representation of pain and emotions: a functional MRI study. Brain Topogr 2005; 18: 27-35

Todd DD: Kinesiophobia: the relationship between chronic pain and fear-induced disability. Forensic Examiner 1998; 7: 14-20.

Vlaeyen JWS, Kole-Snijders AHJ, Boeren RGB, Van Eek H: Fear of movement/ (re) injury in chronic low back pain and its relation to behavioral performance. Pain 1995; 62 (3): 363-372.

Inoue M, Inoue S, Ikemoto T, Arai YP, Nakata M, Miyazaki A, Nishihara M, Kawai T, Hatakeyama N, Yamaguchi S, Shimo K, Miyagawa H, Hasegawa T, Sakurai H, Hasegawa Y, Ohmichi Y, Ushida T: The efficacy of a multidisciplinary group program for patients with refractory chronic pain. Pain Res Manag 2014; 19 (6): 302-308.

Nicholas M, Molloy A, Beeston L: Manage your pain: practical and positive ways of adapting to chronic pain. 2011 London Souvenir Press Ltd.

【写真提供】

アフロ（JUNJI TAKASAGO、田中正秋、plainpicture、Juniors Bildarchiv、田上明、田中秀明、山本忠男、阿部宗雄、SIME、高野雅弘、WESTEND61、Lmuotoilu、矢部志朗、山本つねお、Ardea、Cultura、imagebroker、Bluegreen Pictures、角田展章、上甲信男、岡田光司、武藤守、蛯子渉、Andy Rouse、猪俣典久、Sean Davey、Christof Sonderegger、robertharding）

【著者プロフィール】

河合隆志（かわい・たかし）

1975年、愛知県出身。痛み専門医。医学博士。日本整形外科学会専門医。
慶應義塾大学理工学部卒業、同大学院修士課程修了。
東京医科大学医学部卒業。東京医科歯科大学大学院博士課程修了。
痛み研究の最先端をいく愛知医科大学学際的痛みセンター勤務後、
米国のペインマネジメント＆アンチエイジングセンターなどで研修。
2016年、フェリシティークリニック名古屋を開院。
原因不明の痛みに悩まされている患者さんの「最後の砦」を自負し、
対処法ではなく痛みを根本的に改善する治療を試みている。
本書は、最新の医学エビデンスに基づき、
慢性痛を消し去るための実践メソッドを紹介する。

痛み専門家が考案
見るだけで痛みがとれる
すごい写真

発行日　2018年8月5日　第1刷

著者　河合隆志

本書プロジェクトチーム

編集統括	柿内尚文
編集担当	小林英史、堀田孝之
デザイン	市川さつき（ISSHIKI）
DTP	米山翔子（ISSHIKI）
編集協力	寺口雅彦
イラスト	フクイヒロシ
校正	三好美津子
営業統括	丸山敏生
営業担当	熊切絵理
営業	増尾友裕、池田孝一郎、石井耕平、戸田友里恵、大原桂子、矢部愛、綱脇愛、川西花苗、寺内未来子、櫻井恵子、吉村寿美子、田邊曜子、矢橋寛子、大村かおり、高垣真美、高垣知子、柏原由美、菊山清佳
プロモーション	山田美恵、浦野稚加
編集	舘瑞恵、栗田亘、村上芳子、中村悟志、大住兼正、千田真由、生越こずえ
講演・マネジメント事業	斎藤和佳、高間裕子、志水公美
メディア開発	池田剛、中山景、辺土名悟
マネジメント	坂下毅
発行人	高橋克佳

発行所　株式会社アスコム

〒105-0003
東京都港区西新橋2-23-1　3東洋海事ビル
編集部　TEL：03-5425-6627
営業部　TEL：03-5425-6626　FAX：03-5425-6770

印刷・製本　中央精版印刷株式会社

Printed in Japan ISBN 978-4-7762-1002-3

本書で紹介している
「見るだけで痛みが
とれるすごい写真」

がスマホ、タブレットなどで観
られます！

本書を購入いただいた方はもれなく、本書で紹介している「見るだけで痛みがとれるすごい写真」をスマホ、タブレット、パソコンで観ることができます。

アクセス方法はこちら！

▼

下記のQRコード、もしくは下記のアドレスからアクセスし、会員登録の上、案内されたパスワードを所定の欄に入力してください。
アクセスしたサイトでパスワードが認証されますと写真を見ることができます。

https://ascom-inc.com/b/10023

※通信環境や機種によってアクセスに時間がかかる、
もしくはアクセスできない場合がございます。
※接続の際の通信費はお客様のご負担となります。